당신이 이 책을 읽고

지금보다 더 건강하고

잘 사는 사람이 되시길 바랍니다.

드 림

병에 걸려도 잘 사는 사람들

머리말

40대에 "누우면 죽고 걸으면 산다"를 썼다.
70대에 "총알개미"를 썼다.
거의 30년 세월이 흘렀다.
40대에 겪은 임상체험은 70대에 겪은 임상체험과 많이 달랐
다. 그동안 중년층의 나이가 50대~60대, 70대~80대로 변했
다. "총알개미"는 60대 젊은이, 70대 중년, 80대 노인의 질환
을 70대가 치료한 것이다.

건강의 토대, 신장을 살려라.
"신장이 아프면 신장을 고쳐야지." 이 당연한 말에
"아니다. 아픈 곳은 결과다. 먼저 그 원인을 찾아야 한다.
특히 신장병은 정신이 먼저다."고 주장한 사람이 있었다.
1950년대, 캐나다 생리학자 '한스 세리에'는 속상한 일로 마
음이 상하면 신장기능이 영향을 받고 부신피질 호르몬(스테
로이드) 분비에 이상이 생긴다는 것을 밝혔다.

뇌 신경세포와 신장세포는 한 지붕 두 가족이다.
멀쩡해 보이는 사람이 큰 스트레스를 받으면 병원에 실려가

신부전증으로 갑자기 죽든가 혈액투석 환자가 되는 게 바로 이런 이유다.

그는 어려서부터 신장기능이 약했다.
40대에 스트레스를 많이 받자 전립선 질환이 찾아오고 신장기능이 나빠졌다. 대부분 전립선 치료제는 고혈압 약, 고지혈증 약, 당뇨 약처럼 신장에 영향을 준다.
그는 전립선 약과 비아그라를 같이 처방받았다.
전립선 약은 남성 호르몬을 없애는 약이다. 비아그라는 발기가 되는 약이다. 커다란 가마솥에 물을 넣지 않고 아궁이에 불을 때는 셈이다.
남자는 발기가 되면 정력이 강한 줄 안다. 결핵환자가 목숨 걸고 섹스를 밝히는 것과 같다.

그는 시간이 지나자 몸이 붓고 소변 보기가 어려웠다.
신장암, 전립선암이 동시에 찾아왔다.
당장 숨 쉬고 밥 먹어야 살 듯 당장 소변이 나와야 산다.
소변이 제대로 안 나오면 혈액이 탁해지고 독소가 머리로 올라와 자기 의지와 관계없이 불같이 화를 내고 난폭해진다.
병이란 병은 몽땅 다 덤벼든다. 우울증, 불면증으로 몸은 황폐화된다. 질병 백화점이 된다.
암으로 죽거나 사는 것은 급한 게 아니다.

그는 소변 볼 때마다 요도가 찢어질 듯 아프고 소변이 찔끔 찔끔 나왔다. 소변을 보는 건지 소변을 짜내는 건지 분간할 수 없었다. 수시로 화장실을 들락거렸다. 전립선 약을 먹거나, 마약성 진통제를 먹으면 몸이 땅으로 가라 앉으며 험악한 생각이 들었다. '차라리 죽는 게 축복이다.'

물 대신 진한 숭늉(에스프레소 커피처럼 진한 것)을 마셨다.
숭늉을 마시면서 걸었다. 출장식 호흡을 하면서 걸었다.
통증이 조금씩 완화되었다. 부종도 조금씩 줄어 들었다.
취침 전, 막대기로 발바닥을 한 시간 이상 때렸다.
깊은 잠을 잘 수 있었다. 악몽 같은 밤이 사라졌다. 한 달쯤 지나자 소변이 시원하게 나왔다. 로또에 당첨된 기분이었다.

"소변 시원하게 나오고 깊은 잠을 자면 질병은 없는 거나 마찬가지야. 나는 더 이상 환자가 아니야. 건강한 사람이야. 숭늉이 생명수야."
그는 숭늉 마니아가 되었다. 걷기 마니아가 되었다.

카본블랙의 종류는 무수히 많다.
진창미로 만든 카본블랙인 '화타숭늉'은 우리에게 가장 친화력이 좋은 물질로 생명의 물이다. 숭늉은 전립선, 요실금, 방광, 난소, 신장 기능을 살리는 생명수다.

간질환도 마찬가지다. 간장약이 뭐냐? 간장약이 따로 없다. 신장에서 깨끗한 피를 간으로 보내면 간세포가 왕성하게 분열을 해 건강한 간으로 부활한다.

간암, 유방암, 대장암 따위의 치료도 깨끗한 혈관 만들기가 먼저다. 깨끗한 신장은 건강의 '시작과 끝'이다.

무수히 많은 건강정보를 버려라. 단순한 것을 복잡하게 만드는 건 지식이고 복잡한 것을 단순하게 만드는 게 지혜다.

신장치료는 엄청 어렵다.

뇌세포와 신장세포가 조화를 이뤄야 한다. 무수히 많은 치료 약과 치료 음식이 있지만 어느 것 하나 똑똑한 게 없는 이유가 이런 까닭이다.

숭늉과 걷기, 발바닥에 공진단 추출액 바르고 때리기, 이 단순한 게 신장치료의 키워드다.

병이 깊은 사람은 발바닥 때리기만으로 부족하다.

먼저 공진단 추출액을 바르고 10분간 마사지를 한 후 발바닥 때리기를 해야 한다. 추출액 바르기는 생화학 기능이 있고 발바닥 때리기는 물리적 기능이 있다. 생화학 기능과 물리적 기능이 결합해야 건강한 신장을 만들 수 있다.

서문

샹그릴라를 찾아서

샹그릴라(Shangri-La)는 티베트 산속에 있는 라마교 사원 공동체다. 1933년 영국의 소설가 제임스 힐튼의 소설 '잃어버린 지평선'에 나오는 유토피아다.

햇빛이 가득하고 꽃이 핀 '블루 문' 계곡, 탐욕과 전쟁 증오 범죄가 없는 신비한 곳, 이곳이 샹그릴라였다.

나는 서울 한복판에서 40년을 살았다.

대부분의 소시민처럼 세상살이를 했다.

이제부터는 세상살이를 떠나 자연살이를 하기로 했다.

설악산과 오대산 사이, 삼둔 오가리 영역에 깊은 산골이 있었다.

삼둔 오가리는 우리나라의 대표적 예언서 정감록(鄭鑑錄)에 나오는 피장터다. 피장터는 전쟁이 나도, 전염병이 돌아도, 홍수가 나도, 가뭄이 심해도, 정권이 바뀌어도 아무런 영향을 받지 않는 한국의 샹그릴라였다.

1983년, 나는 이곳에 한약방을 차렸다.

개인산 약수 주변에는 수백 년 된 전나무들이 있었고 방태산에서 내려오는 하늬등 계곡에는 팔뚝만 한 열목어들과 황쏘가리가 살았다.

주위에는 오래된 주목나무가 있었다. 토끼, 고라니, 노루가 수시로 눈에 띄었다. 간혹 날다람쥐도 살쾡이도 산양(山羊)도 마주쳤다.(날다람쥐는 1923년 이후 한국에서 발견할 수 없었다는 공식기록이 있으나 1983년 이후에도 이곳에서는 드문드문 눈에 띄었다.)

외지에서 온 사람들이 말했다.

"우리나라에 아직 이런 멋진 오지(奧地)가 있다니…"

"이렇게 물이 깨끗하고 공기가 맑다니…"

"마지막 남은 청정 지역이네."

공기가 달았다. 산속에서는 사람들이 화전밭을 일구고 살았다. 그들은 산에서 나물과 약초를 캤다. 채소와 곡식을 재배하며 황토집이나 너와집에서 살았다.

겨울에는 사냥했다. 토끼, 노루를 잡았다. 때때로 산돼지도 잡았다.

마을에는 의료기관이 없었다. 병원에 가려면 하루종일 걸렸다. 많은 환자들이 찾아왔다. 그들은 뼈 빠지게 일을 해 대부분 허리, 무릎이 아팠다.

여자들은 16살쯤 시집와 17살 때부터 50살까지 15여 명의 애를 배고 여러 번 유산 하고 10여 명 이상의 아기를 낳았다.

잘 먹지도 못하고 뼈 빠지게 일하는 데 임신도 잘하고 출산도 잘했다. (식물도 마찬가지다. 대추나무에 염소를 묶어 놓으면 대추가 많이 열린다고 한다. 염소는 특별히 말 안 듣는 가축이다. 하루종일 움직여 대추나무를 괴롭히면 고통을 겪는 대추나무는 종족 보존을 위해 열매를 많이 맺는다. 흉년에 솔방울이 많이 달리는 이유와 같다.)

그들은 밭에서 일하다 산통이 오면 집에 가 애를 낳았다.

애를 낳고는 또 밭에 나와 일하는 산모도 많았다.

산후조리(産後調理)라는 개념이 거의 없었다.

간경화, 신장병, 폐암 환자들이 잔뜩 찾아와 그에게 문의를 했다.

"한약으로도 불치병을 고칠 수도 있나요?"

"한약으로 이런 병 고친 사람도 있나요?"

그들은 아예 한약방은 어려운 병은 고칠 수 없고 보약이나 파는 곳으로 여겼다.

'나라고 별수 있겠나…'

공기 좋고 물 좋은 곳에서 자연식품만 먹으면서 대대로 살아온 사람들이 도시인들의 독점 질병인 이따위 불치병에 걸리다니 이해할 수 없었다.

그들은 세계 장수마을 우랄산맥 고산지대 유목민들만큼 건강해야 마땅했다. 파키스탄 고산지대 훈자마을 사람들처럼 병이 없고 튼튼해야 했다.

그들은 도시에 있는 큰 병원을 찾아갔다.
병원에서 간경화, 신장병, 폐암 따위의 진단을 받았다. 치료 준비를 하느라 입원해서 기다렸다. 입원실에는 비슷한 병으로 치료한 후 재발해 다시 온 사람들이 많이 있었다.

입원한 환자들이 투덜대는 소리가 여기저기서 났다.
"쓸데없는 치료를 했어. 더 나빠졌어. 죽을병에 걸리면 그냥 집에서 버티며 살다가 죽어야 해."
"돈 버리고 몸 버리고 멍청한 짓을 했어. 개고생만 한 거야."
환자들의 말을 종합해 보니 그들 처지에서는 입원해 치료받는 게 똑똑한 짓이 아니었다.
그들은 무작정 짐을 싸 들고 병원을 나왔다.
"집에는 할 일이 태산같이 많다. 이런 데 누워 있다가 죽느니 일하다 죽겠다."
아직 의료보험이 정립되지 않아 그들이 치료하려면 대대로 내려오는 문전옥답(門前沃畓)을 모두 팔아야 했다.

조국 근대화의 물결은 강원도 산골 화전민 마을에도 찾아왔

다. 화전밭은 5년이 지나면 땅 힘이 없어 곡식이 자라지 못한
다. 메밀 같은 농작물만 자란다. 메밀은 영양분이 거의 없어
배고픈 사람들의 식량으로는 거의 가치가 없다.

새마을 운동을 타고 화전민들에게 비료를 공급했다.
화전밭에 비료를 주자 쓸모없던 밭들이 옥토로 변했다.
감자, 고구마, 콩, 옥수수… 많은 농작물을 키웠다.

그런데 비료를 준 농작물에는 벌레들이 대들었다.
화전민들은 벌레들에게 독한 농약을 뿌렸다. 그들은 안전장
비를 안 하고 농약을 쳤다. 농약을 뿌리고 나면 머리가 아프
고 속이 메슥거렸다.
저녁에는 밥 대신 소주를 커다란 밥그릇에 두어 잔 따라 먹
고 잤다. 이렇게 10년에서 20년을 보내면 어찌 될까?
간경화, 간암, 기관지천식, 신장암, 폐암, 대장암…
유명한 불치병들은 모두 쳐들어왔다.
특히 간경화, 간암, 기관지, 천식, 폐암, 신장암이 많았다.

곰탱이가 그에게 왔다.
덩치가 산 만큼 큰 내 또래의 남자다.
그보다 절반 크기의 아내에게 꽉 잡혀 아내의 말을 하느님 말
씀처럼 여기는 중년의 사내다. 절반쯤 넋 나간 사람이 되었다.

"병원에서 간경화래. 신장도 나쁘대. 얼마 후 죽을 거래. 아직 애들도 어린 데 혹시 더 사는 법이 있을까?"

"그동안 집에 와 뭘 먹었지?"

"개똥쑥과 인진쑥, 벌나무를 삶아서 먹고 죽을 뻔했어."

"또 뭐 없어?"

"뽕나무 버섯, 참나무 겨우살이, 굼벵이를 먹었는데 소용 없었어. 좀 더 살다가 죽을 방법이 없을까?"

"네 병의 원인이 뭐지?"

"글쎄. 그걸 어떻게 알아. 병원에서는 관심도 없던데…"

"농약치고 술 먹고 빚 걱정하다가 생긴 병이야. 그러니 농약 안 치고 술 안 먹고 걱정을 덜 하면 천천히 죽어. 살려면 술, 담배, 농약과 걱정을 멀리하고 한 달 후에 와.

그는 배추 농사에 욕심을 부리다 빚을 졌다.

"호랑이보다 무서운 게 빚이야. 빚 걱정을 버려야 살 수 있어. 농약 안 치고 먹는 거 조심하고 빚 걱정 안 하면 잘 안 죽어. 내가 시키는 것도 잘 듣고…"

그는 고분고분 말을 들었다.

차근차근 한 단계 한 단계 식이요법을 했다.

1. 물 대신 진한 숭늉 먹기(그는 가마솥에 밥을 했다. 누룽지를 먹을 만큼 걷어내고 나머지는 까맣게 태웠다.)

2. 잡곡밥을 숭늉에 말아 50번 이상 씹어 먹기.

3. 산나물을 푹 삶아 오래 묵은 된장이나 간장에 찍어 먹기.
   (대부분 화전민 가정에는 오래 묵은 장들이 있었다. 그의 집에도 20여
   년 이상 묵은 간장과 10여 년 묵은 된장이 있었다.)
4. 취침 전에는 1시간 이상 막대기로 발바닥 때리기.

"아무리 아프고 힘들어도 누우면 안 돼."
"애들을 생각하고 이를 악물어."
"아침에 눈을 뜨면 '나는 절대 안 죽는다'를 100번씩 외쳐!"

그는 시간이 나면 산에 다니며 약초를 캐고 나물을 뜯었다.
그를 비롯한 화전민들은 약초 박사보다 10배 이상 약초 지식
이 있었다.
곰탱이가 예상대로 안 죽고 멀쩡하게 돌아다니자 주변 마을
의 간경화, 신장병 환자들이 몰려왔다. 불치병을 고치는 명의
라는 소문이 나자 대도시에서도 많은 환자가 찾아왔다.

많은 신문사, 많은 방송국에서도 찾아왔다. 나는 다 거절했
다. 환자들이 잘해서 병을 고쳤지 내가 의술이 뛰어나 고친
게 아니다. 죽음을 이겨내는 노력을 한 환자들의 공로를 훔치
고 싶지 않았다. 오히려 별 볼 일 없는 의술을 가진 나를 믿
고 따라온 그들이 고마웠다.
나는 누구보다 많은 불치병 환자를 치료했다.

14

많은 체험을 쌓았다. 그 체험을 바탕으로 내 한의학 지식은 깊고 넓어졌다. 그들은 모두 나의 사부님들이었다.

수십 년이 지났다.
곰탱이는 애들을 다 도시로 보내고 아내와 둘이 농사짓고 산에 다니면서 약초를 캔다.
폐암, 신장암, 전립선암, 간경화, 간암, 췌장암, 유방암, 난소암 따위에 걸려 죽는다는 판정을 받고 나에게 왔던 사람들이 여전히 죽음을 이겨내고 절반 이상 살아 있다.

그들은 복잡한 의학지식이 없었다.
간경화, 신장병이 불치병이라는 판단을 미리 하지 않았다.
술, 농약, 걱정을 멀리하면 낫는다는 확신이 있었다.
내가 말한 식이요법이 절대로 옳다는 믿음이 있었다.

"TV에 나왔어. 노벨상을 받은 미국의 유명한 의학자가 이런 게 좋다고 했어."
"유명한 연예인이 이런 걸 먹고 단박에 고쳤대."
그들은 이런 광고성 정보에 끌려다닐 시간이 없었다.
세상에 죽을 병은 없다. 죽을 짓만 있을 뿐이다.
사람을 고치면 질병이 낫지만 질병만 고치면 사람이 상한다.

☆1970년대, 농부들은 농약을 치면서 안전장비를 하지 않았다.

☆ 1970년대, 베트남 전쟁에 참전한 군인들은 비행기에서 고엽제를 살포하면 피하지 않고 따라가면서 고엽제를 흠뻑 맞았다. 이렇게 하면 밤에 모기가 대들지 않았다.

☆ 1950년대, 미국은 서부지역 사막에서 원자폭탄 실험을 수없이 했다. 많은 시민들이 몰려와 '불꽃놀이'를 구경했다. 여행사에서는 '불꽃놀이' 관광객을 모집해 단체 관람을 했다.

☆ 퀴리부인은 40년 가까이 광석에서 방사능 물질을 추출하면서 살았다. 그는 약 200시버트의 방사능을 쪼였다.
사람은 7시버트를 쪼이면 죽는데 그는 일반인의 30배 가까운 치사량의 방사능을 쪼였다.
부인은 노벨상을 두 번 받고 67세에 백혈병으로 죽었다.

☆ 1억 5천만 년 전에 살던 공룡의 화석에서 암세포가 발견되었다. 공기 좋고 물 좋은 환경에서 살던 공룡이 암에 걸리다니…
공룡도 살기 위해 스트레스를 받았고 그가 먹는 식물에는 발암 물질이 있었다. 식물도 적의 공격에서 살아 남으려면 발암 물질을 만들어 잎에 저장해야 했다.

우리가 아는 과학은 불변의 진리가 아니다.
우리가 맞는다고 생각한 가설을 모아놓은 게 과학이다.
시대에 따라 과학은 과학적이 아닌 경우가 많았다. 오늘의
과학적 의학이 내일은 과학적 의학이 아닐지 아무도 모른다.
'옳다 그르다', '과학적이다 과학적이 아니다'를 따지지 말고
내 정신을 믿고 내 몸을 믿고 열심히 살자.

두려움을 이겨내는 게 용기다. 어려움을 이겨내는 게 슬기다.
'누우면 죽고 걸으면 산다.'를 화두로 삼고 화타식 처방의 기
본 정신을 충실하게 지키면 된다.
그들은 그렇게 했고 그렇게 해서 죽을 병을 이겨냈다.

태풍이 불면 선원들은 파도를 보지 않고 선장의 얼굴을 본다.
선장의 얼굴이 의연하면 선원들은 안심하고 일을 한다.
질병이 찾아오면 몸은 주인의 정신을 살핀다. 정신이 의연하
면 60조 개의 몸 세포도 의연하게 질병과 싸운다.

우리 몸에는 질병을 치료하는 도구와 재료가 있다.
당당한 정신이 도구다. 당당한 세포들이 재료다.
이 도구와 재료를 써서 '죽음을 이겨내는 사람들'이 되자.

목차

1
3분의 기적

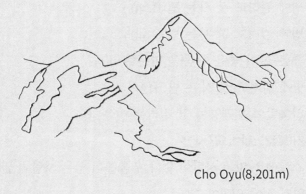

Cho Oyu(8,201m)

대부분, 아침에 일어나는 게 싫다.

학생들은 벌떡 일어나 학교에 가기 싫다.

육체노동자는 눈을 뜨면 온몸이 쑤시고 아프다.

'오늘 하루 쉬면 안 될까?'

이런 생각이 들지만 먹고 살려니 할 수 없이 일어나야 한다.

노인이나 중병환자는 아침에 눈을 뜨는 게 지옥이다.

전신이 다 아프다. 머리카락만 빼고 다 아프다.

'이대로 죽으면 얼마나 좋을까?' 하는 사람들이 의외로 많다.

눈을 뜨자마자 생각하지 말고 잠자리에 누운 채 3분의 기적을

실천하자.

1. 3분간 발끝치기를 한다.

몸의 기운이 순환된다.

한의학의 12경락은 오장육부의 연결고리다.

신장은 수(水)의 장기로 발바닥 가운데 용천혈(湧泉血)에서 시작

한다. 용천, 물 솟을 용(湧), 샘 천(泉). 물이 솟아나는 샘이다.

지구나 사람이나 70%가 물이다.

바다가 열을 받아 수증기가 상승하면 구름이 되고 바람이 되고

비와 눈이 되어 지구는 순환한다.

인체도 마찬가지다.

수의 장기인 용천혈을 자극하면 인체에 생기(生氣)가 흐르며 기운이 순환된다.

2. 앉아서 3분간 상모돌리기를 한다.
경추를 활성화시키면 머리가 맑아지며 죽고 싶은 마음이 살고 싶은 마음으로 바뀐다. 치매 예방과 치료에 도움이 된다.
두뇌 건강을 도와 기억력, 창의력이 향상된다.
예풍혈, 청회혈, 백회혈을 자극하면 이명이나 만성두통이 사라진다.

3. '숨비소리'를 3번 한다.
해녀들은 바닷속에 들어가 죽음 직전까지 일하다 물 위에 올라와 긴 숨을 내쉰다.
피~하는 날숨을 쉰다. 살아 있음을 나타내는 소리다.
이 소리를 숨비소리라 한다.

초보 해녀는 물속에서 1분 정도 머물다가 물 위로 올라와 숨비소리를 낸다. 일반인도 해녀처럼 숨을 깊게 들이마신 후 숨을 최대한 참았다가 피~하면서 숨을 내쉰다.
처음에는 1분도 어렵지만 숙달하면 2분까지 가능하다.
피~ 소리와 함께 이산화탄소가 나온다.
처음에는 기침소리도 나온다.

이 숨비소리를 3번 한다.

이 호흡을 하는 해녀들은 부정맥이 사라지고 굳어있던 근육이 이완된다. 호흡의 극한 상황까지 몸을 끌고 가면 심장과 폐의 기능이 활성화된다.

이 호흡은 흡지(吸止)호흡으로 히말라야 산맥의 도인들이 주로 이용한다. 석가모니 부처도 이 호흡으로 해탈했다고 전해진다.

라인홀트 메스너는 무산소로 에베레스트에 올랐다.

8,848m의 고도에는 산소가 희박해 산소 호흡기를 안 쓰면 산소부족으로 죽는다는 게 과학적 판단이다.

그는 폐 기능을 단련해 죽지 않고 살아왔다.

3분의 발끝치기, 3분의 상모돌리기, 3분의 숨비소리, 불과 10분 만에 몸이 따듯해지고 머리가 맑아진다.

기적의 3분×3을 한 후 따듯한 숭늉 한 잔을 마신다.

살 만한 하루가 시작된다.

성공이나 건강은 내가 따라간다고 되는 게 아니다.

그들이 나에게 와야 한다.

그들이 나에게 다가오도록 하자.

2

내가 아픈 게 '누칼협'이 아니야

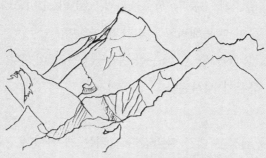

MT, Everesy(8,848,86m)

누가 칼을 들이대고 협박해 아픈 게 아니야.
내가, 내 마음이 나를 아프게 만든 거지.

'글씨를 잘 쓰려면 법(法)을 버려야 한다.
그러나 법을 벗어나서는 안 된다.'

- 추사 김정희

질병의 종류가 많다.
먹어야 할 약도 억수로 많고 먹어야 할 건강식품도 무수히 많다. 이들 약이나 식품을 먹으면 세상에 질병이 몽땅 사라질 듯하다.

원인을 알 수 없는 질병이 많다.
질병의 원인을 찾아야 질병을 치료하는 게 과학적인 치료다.
귀에 아무 이상이 없는데 난청이나 이명으로 고생한다.
만성두통으로 평생 고생한다.
원인은 알 수 없지만 고통스러운 질환이다.
현대인은 질병의 원인으로 스트레스를 꼽는다.
이 스트레스의 대부분은 돈이나 인간관계에서 온다.
그러면 이들에게 골고루 돈을 나눠주면 스트레스가 사라질 것 아닌가?

혼자 있으면 스트레스가 사라질까?

알래스카 원주민은 악조건 속에서 살아왔다.

석유가 나오자 정부에서 원주민들에게 넉넉한 복지혜택을 주었다. 결과는 누구나 다 안다.

추운 겨울에도 사냥하러 다니던 강철 체력의 전사들이 알코올 중독, 마약중독자가 되었다. 일찌감치 폐인이 되었다.

가장 건강한 사람들이 가장 허약한 사람이 되었다.

스트레스는 현대사회에 일반 현상이다.

성공을 인생의 목표로 두고 달리다 보면 파생되는 게 스트레스다. 건강을 목표로 노력하면 건강은 멀리 사라진다.

성공이나 건강은 찾아가는 게 아니라 스스로 찾아오는 것이다.

어느 포로수용소 죄수들이 다른 곳으로 이동했다.

그들은 악질 수용소 소장을 만나 심한 구타를 당하고 밤새 운동장에서 서 있었다.

추운 겨울날, 비가 계속 내렸다.

그들은 이곳에 오는 동안 거의 먹지도, 자지도 못한 초주검 상태였다. 그런데 밤새 비를 맞으며 서 있었다.

죽은 사람이 얼마나 나왔을까?

심한 몸살이나 감기에 걸린 사람은 얼마나 나왔을까?

아침이 되자 그들은 거지소굴 같은 숙소로 가면서 무한한 기쁨을 느꼈다.

죽은 사람은커녕 감기에 걸린 사람도 없었다.

그들은 그 수용소에 도착하자 굴뚝이 없는 걸 보았다.

굴뚝이 없으니 연기도 나지 않았다.

그곳에는 화장터가 없었다.

- 빅터 프랭클 '죽음의 수용소에서'

질병의 80%는 마음에 있다고 한다.

CT나 MRI, AI가 찾기 어렵다.

그러니까 질병의 원인은 내 정신과 영혼에 있는 것이다.

그 많은 의료진이나 약, 건강식품이 쓰레기나 다름없는 이유다.

심보는 12경락의 하나인 심포(心包)에서 나온 말이다.

병을 고치려면 심보를 잘 써야 한다.

놀부 심보가 있으면 병을 고칠 수 없다.

3

멋진 삶, 멋진 죽음

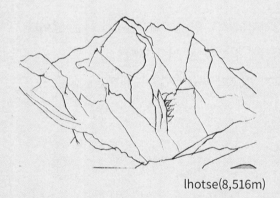

lhotse(8,516m)

국제질병분류표에 의하면 12,420개의 질병이 있다.

이 많은 질병에서 벗어나려면 어떻게 하는 게 좋을까?

머리를 굴릴수록 머리만 아프다.

방법은 딱 하나, 무시하면 된다.

건강법은 단순하다.

삶은 죽음에 이르는 여정이다.

죽음을 멋지게 맞는 게 멋진 삶이다.

사람은 숨을 쉬지 못하면 죽는다.

올바른 호흡법이 필요하다.

여러 방법이 있지만 출장식 호흡을 권한다.

사람은 죽기 직전 물을 마실 수 없다.

올바른 물을 마시자.

숭늉을 마셔야 올바른 음식을 먹을 수 있다.

걷지 않으면 온몸이 굳어진다.

누우면 죽고 걸으면 산다.

걸어야 물레방아 돌듯 기운이 순환되고 기운이 순환되어야 건강한 삶을 누린다.

잘 걷고 물 잘 마시고 숨 잘 쉬는 게 120세까지 살아갈 삶의 핵심이다.

숨쉬기, 숭늉 마시기, 걷기는 터무니없는 약점이 있다.
우리는 뭐든지 터무니없이 비싸야 가치가 있는 것으로 안다.
"그 미국 병원, 엄청 비싸대."
"그 약 엄청 비싸대."
비싸야 병원을 신뢰하고 약을 믿는다.
비싸야 고급이라고 한다.
공기, 물, 걷기는 공짜니 믿을 수 없다.
'싼 게 비지떡이다.'라고 한다.
공기가 비지떡이냐.
물이 비지떡이냐.
걷기가 비지떡이냐.
공기나 물 그리고 걷기는 신의 은총이다.

40여 년 전 화전민 마을에 가 한약방을 차렸다.
'죽을병에 걸린 사람은(암이나 간경화 따위의 질병) 가만히 집이나 병원에 누워 있어야 한다.' 는 게 상식인 때였다.
누워서 요양할 사람이, 불치병에 걸린 사람이 열심히 일하면서 불치병을 극복하는 경우를 봤다.

그래서 '누우면 죽고 걸으면 산다'를 질병 치료의 기본으로 삼았다.

그들은 결핍과 빈곤이라는 절박함이 있었다.

당장 일 안 하면 처자식이 굶으니까 열심히 일했다.

죽을병을 불구대천의 원수로 여겨 난폭한 치료를 하는 것보다 하루하루 일하다 보면 그의 병은 그의 이웃이 되거나 그에게 복종하게

된다.

사나운 말을 죽이기보다 말 잘 듣는 명마로 만들기다.

병은 내가 만든 거다.

내가 변해야 병이 낫는다.

병의 종류는 수만 가지다.

일일이 다 대응할 수 없다.

지구나 사람이나 같다.

지구나 사람이나 70%가 물이다.

태풍, 해일, 비, 바람, 눈 따위가 있어 지구의 생명체는 살아간다. 이런 게 있어야 기압차가 생긴다.

고기압에서 저기압으로 공기가 흐르면서 지구의 기운순환을 시킨다. 이것이 지구의 기다.

이 기가 있어 지구는 살아있다.

기가 없으면 죽는다.

사람도 마찬가지다.

스트레스는 사람이 감당하기 어려운 상황에서 느끼는 감정이
다. 날마다 분노, 질투, 탐욕, 모욕 따위의 스트레스가 연속된
다.

생존은 목숨을 건 투쟁이다.

먹느냐 먹히느냐의 싸움이다.

원시인 생활의 연장선에 현대 문명인이 있다.

맹수에게 쫓기는 원시인은 재빨리 도망쳤다.

다리근육에 에너지가 집중되었다.

이때 스트레스 호르몬이 분비된다.

이 호르몬이 다리 근육에 기력을 보내면 일단 위장에 보낼 혈
액 공급이 잠시 멈추고 신장기능이나 면역력에 보낼 에너지
도 잠시 보류한다.

일단 살아야 하니 몽땅 다리 근육에 에너지가 집중된다.

현대인은 이름만 다를 뿐 원시인처럼 맹수에 쫓기고 있다.

맹수가 사자나 호랑이에서 상사, 이웃, 국가 따위로 바뀌었
다. 날마다 목숨을 건 투쟁을 한다.

이 투쟁에서 파생하는 것이 스트레스 호르몬이다.

원시인은 스트레스 호르몬이 다리 근육에 모였지만 현대인

은 이것이 뇌에 모여 있다.

원시인은 맹수에 쫓길 때만 스트레스 호르몬이 생성되고 상황이 종료되면 한가하게 지냈다.

어제 달려온 맹수 생각도 잊고 내일 또 대들지 모르는 맹수 생각을 하지 않는다.

현대인은 날마다 고약한 상사나 경쟁자 또는 국가폭력으로 생성된 스트레스 호르몬이 머리에 꽉 차 있다.

모욕, 수모, 질투, 탐욕 따위의 스트레스가 계속 밀려온다.

근육과 신경이 경직된다.

이런 상태가 되면 심한 소화불량이 온다.

위장 근육이 경직된 걸 소화제로 풀 수 없다.

신장 기능이 약해진다. 신장 근육과 신경이 경직된 걸 정력제나 허리 수술로 해결할 수 없다.

무수히 많은 강장제, 강정제, 정력제 광고가 이를 증명한다.

면역력이 약해져 점점 시든다.

영양제나 보약이 거의 도움이 안된다.

스트레스가 심하면 생명을 버릴 수도 있지만 스트레스가 없어도 인간은 사막화한다.

머리에 꽉 차 있는 스트레스를 없애는 길은 전쟁 상황을 만들거나 무작정 걷기다.

한참 걷다 보면 머릿속이 맑아진다.

일단 걸어라.

묻지도 따지지도 말고 걸어라.

인체에 유익하다는 약이나 식품을 버리고 숭늉을 마시면서 걸어라.

담백한 숭늉을 계속 마시다 보면 뭐가 필요한지 저절로 몸이 안다.

호흡에 집중하면서 걷자.

올바른 호흡도 머리에 엉켜있는 스트레스 호르몬을 청소하는 데 한 몫을 한다.

내 몸은 내가 지킨다.

병이 나면, 몸이 아프면 외부 정보에, 외부 정보에 의해 외부 사람에게 내 몸을 맡겼다.

돈으로 내 몸을 고치려고 했다.

이제 내 몸은 내가 고치자.

걷고 숨 쉬고 숭늉을 마시면서 맑은 두뇌를 만들자.

올바르게 판단 할 능력을 기르자.

이 힘이 생기면 제 몸을 바른 길로 끌고 갈 현명한 사람이 된다.

새로운 길은 누구나 두렵다.

두려운 길을 헤쳐 나가는 게 용기다.

건강은 용기 있는 자의 몫이다.

나의 귀한 생명을 남에게 맡기지 말고 내 길을 찾아 내 길로 가자.

걷자. 숭늉을 마시자. 숨을 잘 쉬자.

이게 건강하게 장수하는 건강 비법이다.

건강 비법이 돈이 안 든다고 업신여기지 말자.

비싼 돈을 들여야 건강을 살 수 있다는 환상을 깨자.

4

죽음은 휴식이야

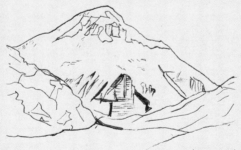

Dhaulagiri(8,167m)

"돈이나 권력은 마술 같아서 아무리 작은 거라도 자기가 휘두르기 시작하면 썩는다.
예외는 없다.
세상에 정답이란 건 없다.
한 가지 문제에는 무수한 '해답'이 있을 뿐이다.
그 해답을 찾기도 힘든데 나만 옳고 나머지는 다 틀린 게 '정답'이라니…"

- 김주완의 '풍운아 채현국'에서

'돈이나 권력을 움켜쥐고 멋진 말을 하는 놈들은 다 사기꾼'이라는 게 채현국 선생의 지론이었다.

"남은 인생 좀 덜 치사하고 덜 비겁하고 정말 남 기죽이거나 남 깔아뭉개는 짓 안 하고 남 해코지 안 하고 그것만 하고 살아도 인생은 살만하지."

그는 끝으로 아주 멋진 말을 했다.
"죽음이 불안과 공포라는데 사는 것 자체가 불안과 공포 아닌가? 죽음이란 열심히 살아온 사람에게 쉰다는 것이다."

내가 채현국 선생을 본 게 1987년이다.

천상병 선생이 간경화 복수로 죽음 문턱에 들어서자 그가 천 시인을 데리고 나에게 왔다.

채현국 선생은 내 10년 선배로 평소 잘 아는 사이였다.

그때 같이 왔던 일행들이 다 저 세상으로 갔다.

민병산 선생이 먼저 쉬시고 다음에 천상병 선생 그리고 김오일 선생이 쉬었다.

2021년 채현국 선생이 쉬었다.

☆ 채현국 선생이 경영하던 흥국탄광은 국내 굴지의 탄광으로 70년대 초 재벌급 회사였다.

채선생은 개인소득 10위 안에 있었다.

그는 광부들이 노조를 설립하도록 도왔다.

그는 양산에 중고교를 세우고 선생들이 전교조를 세우도록 도왔다.

5

건강하게 오래 살기

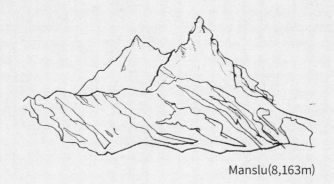

Manslu(8,163m)

노년의 잠은 선잠이다.

짧은 잠에 긴 밤!

젊은 시절의 단잠은 어림도 없다.

쓴 잠을 잔다.

설익은 잠을 잔다.

잠은 짧아지고 시도 때도 없이 소변보러 일어난다.

잠들기는 어렵고 깨는 것은 쉽다.

긴 밤 내내 전전반측(輾轉反側)이다.

밤새도록 잠들지 못하고 이리 뒹굴 저리 뒹굴 엎치락뒤치락한다.

밤잠에 지친다.

제일 즐거워야 할 잠에 지치다니 이게 늙은이의 특징이다.

돈이 많거나 적거나 지위가 높거나 낮거나 공평하게 겪는다.

누운 채로 밤을 넘기기가 어렵고 힘들어 시름시름 앓는다.

불면증에 시달리다 환자가 된다.

잠을 질병으로 앓는 나이, 그게 노년이다.

"그만 죽어야지."를 입에 달고 산다.

환자도 노인처럼 밤이 찾아오는 게 지옥이다.

건강 장수의 비결이 '깊은 잠', '단잠'을 자는 것이다.

죽을 병이 있거나 말거나 깊은 잠, 단잠만 잔다면 그는 오래오
래 건강하게 즐겁게 살 수 있다.

9시경,
1. 20분간 발끝치기를 한다.
2. 30분간 발바닥 때리기를 한다.
3. 다시 20분간 발끝치기를 한다.
그래도 잠이 안 오면 한 차례 더 한다.

용맹정진(勇猛精進)은 스님들이 일주일 동안 잠 안 자고 결가부
좌를 하는 것이다.
아무리 독한 불면증이라도 발바닥 때리기와 발끝치기를 여러
번 하면 저절로 잠이 온다.
불면증의 용맹정진 요법이다.

약물에 의존하면 평생 악몽에 시달린다.
'발끝치기+발바닥 때리기'를 해라.
깊은 잠, 단잠을 자게 된다.
이것이 면역력의 지존이다.
깊은 잠을 자야 깊은 병이 사라진다.
건강하게 장수한다.

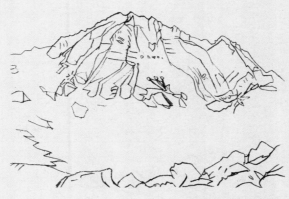

Annapurna South

6

살아야 할 이유

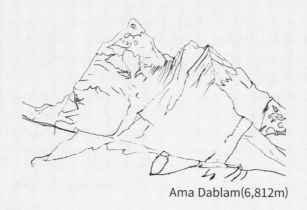

Ama Dablam(6,812m)

나이 든 사람은 안다, 불치병 환자는 안다.
입맛이 없다. 먹고 싶은 게 없다. 뭘 먹어도 불편하다.

애완견을 방안에서 키우니 툭 하면 병이 난다.
흙에서 뛰놀아야 할 동물을 좁은 공간에서 키우고 영양이 많은 음식을 먹이니 날마다 아프다.
병원에 간다.
동물병원은 사람병원보다 항생제나 스테로이드를 많이 쓴다.
병원에 자주 갈수록 개는 점점 더 아프다.
진수성찬을 줘도 거들떠보지를 않는다.
죽을 것 같은 개에게 숭늉을 주면 잘 먹고 활기를 찾는다.
고양이도 마찬가지다. 앵무새도 똑같다.

불치병 환자도 이미 항생제나 스테로이드로 크게 몸이 망가졌으니 뭘 먹어도 도움이 안 된다.
굴뚝을 막아놓고 아궁이에 불을 때는 격이다.
숭늉이 수호천사다.
식품허가 기준에 맞춰서 발암물질이나 기타 인체에 해로운 물질이 안 생기게 만드는 게 '김영길 숭늉'이다.
이 숭늉은 하루종일 마셔도 된다.
대사질환에 빠른 효과가 있다.

고혈압, 고지혈증, 당뇨에 도움이 된다.

대사질환 영역으로 들어온 암치료에도 도움이 된다.

신장, 방광, 전립선 질환을 이 숭늉으로 다스리면 부작용이 거의 없다.

발바닥 때리기, 발끝치기를 겸하면 더 좋다.

이것은 부교감신경을 활성화시키는 최고의 동작이다.

참선이나 명상이나 다 부교감신경을 활성화시켜 몸을 이완시키는 게 목표다.

그런데 병이 깊으면 이런 게 안된다.

스님은 염불이 안 되고 목사님은 기도에 집중이 안 된다.

때려라.

발바닥을 때려라.

숭늉을 먹으면서 때려라.

그러면 깊은 잠을 잔다.

중간에 깨지 않고 최적의 수면을 취한다.

암질환의 원인도 세포 변이에서 대사질환으로 바뀌었다.

숭늉 잘 먹고 발바닥을 잘 때리면 효과가 크다는 논리다.

그러니까 고혈압이나 고지혈증이나 당뇨나 암이나 다 대사질환으로 '그 밥에 그 나물'이라는 말이다.

40여 년 전, 이런 방법으로 화전민 마을에서 간경화, 신장병, 암 환자를 고쳤다.

약초가 지천으로 널려있는 산골에서 가마솥 누룽지로 환자를 고쳤다.

그 임상례를 기록한 게 '누우면 죽고 걸으면 산다'였다.

불치병 환자는 푹 쉬어야 한다는 시절에 일하면서 병을 이겨내는 환자를 수없이 봐 '누우면 죽고 걸으면 산다.'를 썼다.

30여 년이 지났다.

유튜브에서 이런 사실을 말하자 조회 수가 500만 회를 넘기며 숭늉이 보잘것없는 민간방에서 치료의 핵심이 되었다.

조회 수가 1,000만 회를 넘기니 유엔본부에서도 많은 사람이 즐겨 마시는 음료가 되었다.

불과 1년도 안 돼 일어난 현상이었다.

숭늉을 먹자.

발바닥을 때리자.

발끝치기를 하자.

'왜' 살아야 하는지 아는 사람은 그 어떤 상황도 이길 수 있다.

- 니체

7

살아야 할 의미와 용기

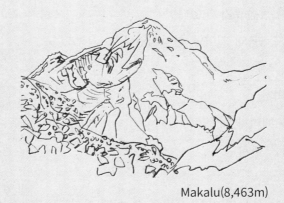

Makalu(8,463m)

나의 마흔, 봄

"그리워서 찾아가는 나의 젊은 날이 싫다.

아무것도 하는 일 없이 빈둥대다가 저녁이 되면

친구들을 만나 터무니없이 들뜨던 술집이 싫고,

통금에 쫓겨 헐레벌떡 돌아오면 늦도록 기다리다

문을 따주던 아버지의 앙상한 손이 싫다.

중풍으로 저는 다리가 싫고

죽은 아내의 체취가 밴 달빛이 싫다.

지금도 꿈속에서 찾아가는,

어쩌다 그리워서 찾아가는

어쩌면 다시는 헤어나지 못한다는,

헤어나도 언젠가 다시 닥칠지 모른다는 두려움에 떨던,

나의 마흔이 싫다."

- '나의 마흔, 봄' 신경림

1970년대, 유신시대, 그의 40대,

정보과 형사가 날마다 찾아와 그의 동태를 살폈고 다니던 출판

사마저 '기관'의 뻔질난 출입으로 그만두어야 했다.

거의 수입이 없는 상황에서 아버지는 중풍 반신불수로, 할머니

는 치매로, 젊은 아내는 고생만 하다가 암으로 죽었다.

일곱 살, 네 살, 두 살 된 아이들을 남겨둔 채 아내는 그와 7년

을 살다가 떠났다.

그래도 신경림은 그 시절로 돌아가고 싶다고 했다.

암울한 시절이었지만 그때는 그래도 희망이 있었다.

핍박이 아무리 심해도, 그럴수록 들떠서 활기가 넘쳤다.

'살아야 할 의미와 용기'가 있었다.

50대 여인이 암 치료를 했다.

거의 완치됐는데 6개월 후 암세포가 조금 보인다고 하자 여인
은 몸에서 암세포를 모두 거덜 내겠다고 했다.

미국에 가 항암치료를 했다.

암세포는 거의 없어졌는데 더 이상 사회활동을 할 수 없는 허
약한 몸이 되었다.

여인이 나에게 왔다.

그는 숭늉을 마시고 한 시간 이상 걸을 수 있는 몸을 만들었
다. 발끝치기, 발바닥 때리기를 해 불면증을 해결했다.

50kg의 체중이 항암치료로 30kg 이하로 갔다가 이제는 45kg
이 되었다.

완벽주의자인 여인은 다시 암세포에게 전투를 선포했다.

"내 몸의 암세포를 몽땅 없애겠다."

싱가포르에 가 면역항암치료와 줄기세포 시술을 받았다.

체중이 30kg 이하가 되었다.

남편은 전 재산을 바쳐 아내를 살리려 했지만 속수무책이었다.

연명치료 이외에는 할 게 없었다.

"더 이상 고통과 수모를 견딜 필요가 없어요."

부인은 존엄사를 선택했다.

여인이 남편에게 작별인사를 했다.

"여보! 미안해. 먼저 가. 좋은 여자 만나 잘 살아."

남편이 말했다.

"당신 없는 세상은 나에게 아무 의미가 없어. 당신 없는 세상에 살 이유가 없어."

'존엄사' 며칠 전, 아내는 비서의 몸에서 이상한 느낌을 받았다.

여인의 비서가 임신을 했다.

뱃속 아기의 아버지는 그의 남편이었다.

여인은 그 소리를 듣는 순간 머릿속이 하얘졌다.

아무 소리도 안 들리고 아무 생각도 나지 않았다.

잠시 후, 죽음 직전의 여인이 침대에서 벌떡 일어났다.

"내가 죽나 봐라. 이것들을 거덜 내기 전에는 죽을 수 없다."

미음도 넘기지 못하던 여인이 화려하게 명품옷으로 갈아입고 진하게 화장을 하고 식당에 가 밥 한 그릇을 다 먹었다.

추리소설 작가 '아가사 크리스티'의 마니아인 부인은 남편과 비서에게 철저하게 복수했다.

반년이 지났다.
그동안 아픈 줄도 몰랐다.
여인은 딴사람이 되었다.
머리끝에서 발끝까지 명품으로 도배를 해야 외출을 했던 부인은 특전사 차림의 옷을 입었다.
자랑스런 가방 대신 싸구려 배낭을 걸쳤다.

"이제는 암세포에 관심 없어요. 있거나 말거나 내 인생에 아무 의미가 없어요.
그동안 의미 없는 것들에 의미를 둔 게 너무 부끄러워요."

여인은 말을 이었다.
"암질환이 별건가요? 고혈압, 고지혈증, 당뇨 같은 대사질환이지요.
우리는 고혈압이나 당뇨가 있다고 호들갑을 떨지 않지요.
이런 대사질환은 머리를 맑게 하고 혈관을 맑게 하면 사라지는 병이지요.
그런데 암세포가 있다고 벌벌 떨면서 전세계를 돌며 별별 해괴망측한 치료를 받다니…"

'살아야 할 의미와 용기'를 찾은 여인은 딴사람이 되었다.

체중이 50kg이 된 여인은 껍데기만 꾸미던 인간에서 속 찬 검투사가 되었다.

괴물시대를 살아가려면 괴물이 되어야 한다.

"히드라를 아십니까?

몸은 하나인데 전혀 다른 인격을 갖고 있어요.

이 시대가 낳은 히드라."

-영화 '쉬리'에

8

우리의 미래와 대책

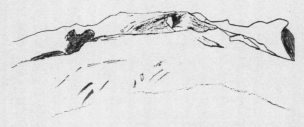

Mera Peak(6,476m)

2024년, 65세 이상 고령인구가 20%가 되었다.

사는 게 팍팍한 고령층이 많다.

노인 자살률은 OECD 국가 중 압도적으로 1등이다.

노인 빈곤율이 38.1%로 OECD 국가 중 1위다.

이들 가운데 10명 중 4명이 빈곤층이고 3명이 질병으로 고생하고 있다.

노인이 죽고 싶도록 고통스러운 게 30%는 경제문제 때문이다.

하루종일 폐지를 주워 날라도 단돈 만 원 벌이가 어렵다.

노인이 죽고 싶도록 고통스러운 게 30%는 질병이 원인이다.

잇몸질환은 노인들이 대부분 다 겪는다.

예전에는 치아가 부실해 잘 먹지도 못하고 염증이 많아 일찍 죽었다.

질병은 염증반응이다.

많은 염증이 입안에 나타난다.

양치만 잘해도 절반은 낫는다.

숭늉가루를 물잔에 30%쯤 넣고, 소금은 10%를 넣는다.

뜨거운 물을 부은 후 물이 식으면 이 숭늉으로 양치질을 한다.

하루 5번 이상 하면 보름 후에는 잇몸 통증이 사라진다.

몇 달 지나면 뼈다귀도 뜯어 먹을 수 있는 건강한 잇몸이 된다.

젊은이도 머지않아 고령층이 된다.

경제문제는 노력만으로 해결이 어렵지만 승눈 양치질은 약간만 노력하면 가능하다.

예전 노인들은 치아가 부실해 일찍 죽었다.

아프기 전에, 고령층이 되기 전에 잇몸관리를 잘하자.

치아건강은 오복(五福) 중 하나로

'건강한 치아가 자식보다 낫다'는 속담이 있다.

자식이 부모를 하늘처럼 모시던 시절에도 이런 속담이 있었는데 지금 같은 시절에는 더 말할 필요가 없다.

잇몸관리는 건강한 삶의 출발점이다.

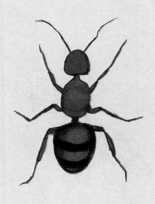

9

혈액투석을 막아라

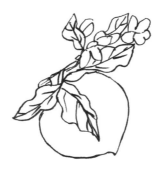

2018년, 건강보험 지출 1위는 혈액투석이었다.

혈액투석은 신장이 망가져 혈액 속의 노폐물을 제대로 거르지 못할 때 한다.

피를 몸 밖으로 뽑아 노폐물을 거른 뒤 다시 넣어주는 게 혈액투석이다.

고혈압과 당뇨병이 늘어나면서 만성 신장병 환자가 많아졌다.

이들은 대부분 혈액투석 환자가 된다.

고혈압과 당뇨병은 혈관 내 압력을 높여 혈관을 망가뜨린다.

신장은 미세한 혈관 '덩어리'다.

고혈압이나 당뇨가 있으면 이 '덩어리'에 문제가 생긴다.

신장은 혈액 속 노폐물을 걸러내 소변으로 배출하는 기관인데 이게 고장나면 혈액투석을 해야 한다.

김 상무는 성공한 직장인이었다.

50대 초반에 대기업 임원이 되었다.

그는 30대부터 고혈압이 있었다.

의사의 처방대로 약을 복용한지 20년 가까이 되었다.

40대에 당뇨가 있다는 진단이 있었다.

 당뇨 약을 처방 받았다. 의사가 체중을 줄이라고 했다.

그는 회사 사무실이 있는 25층을 걸어서 오르내렸다.

몇 달이 지나자 체중이 거의 정상이 되었다.

식이요법도 충실히 했다.

그런데 한 주에 3~4회 있는 회식자리는 피할 수 없었다.

회식은 업무의 연장이었다.

어느 날, 술을 많이 먹었다. 의식을 잃었다.

병원 응급실에 실려갔다.

간신히 의식을 찾았다. 의사가 말했다.

"더 이상 무리하면 신장이 나빠 투석을 대비해야 합니다."

그는 정신이 아득했다.

그의 부친은 50대에 혈액투석을 했다.

삶의 질이 엉망이 되었다.

공무원인 부친은 주위의 눈총을 이기지 못해 퇴직했다.

부친은 50대 나이에 직장도 없고 남자 구실도 못 하자 충격이

컸다. 부친은 혈액투석을 한 지 7년 만에 세상을 떠났다.

김 상무가 말했다.

"제 나이가 53세입니다. 한창 일할 나이입니다."

"지금 혈액투석을 한다면 죽은 목숨입니다."

"제 딸이 미국 최고 병원 전문의로 있는데 현대의학은 이식이나

투석 이외에는 신장을 살리는 방법이 거의 없다는 연락을 했습니다."

그는 국내에서 엘리트 코스를 거쳐 미국 일류대학에서 박사학위를 받았다.
이런 부류의 사람들은 '피토테라피'에 대해 편견을 가지고 있다.
'한의학은 미신이다', '한약 장사는 비싼 보약만 팔아 먹는 도둑놈이다', '한의학은 과학적으로 검증이 안 됐다.'

작년에 한국에서 유명인사에 속하는 의사들과 일본 여행을 갔다.
미국에서 온 한국인 의사도 있었다.

그가 물었다.
"한약은 보약이지요?"
"신장병을 고칠 수 있나요?"
나는 한약에 대해 설명했다.
"한약은 몸의 균형을 잡아주는 면역력에 초점을 둡니다.
음과 양의 조화가 핵심이지요."
"면역력이 뭐지요?"
"고약한 역병을 면하게 하는 힘이지요.
전 세계에 신장 환자가 많지요. 점점 늘어나지요.

신장은 피를 걸러주는 장기로 혈관 덩어리입니다.

이 핏덩이를 싱싱하게 하려면 온몸의 피가 깨끗해야 합니다.

혈관의 길이는 10만km, 서울서 뉴욕까지 거리가 1만 1천km이니 서울~뉴욕의 거의 10배 길이입니다.

인체의 60~70%는 물이고 혈액의 50%는 물입니다.

얼마나 좋은 물을, 얼마나 많이 마시느냐가 피를 깨끗하게 하는 첫 번째 관건입니다.

곡물을 까맣게 태운 숭늉은 몸의 독소를 없애고 이뇨작용이 큰 최고의 물입니다.

물을 많이 먹을수록 좋다고 하지만 신장이 채 거르지 못하면 몸이 붓습니다.

수독증이라고 하지요.

이럴때 검은색 숭늉은 신장기능을 도와 배설을 시원하게 하지요. 쫄쫄거리는 오줌발이 분수처럼 뿜어져 나옵니다.

숭늉을 먹고 이뇨기능이 있는 오령산이나 좌귀음, 우귀음, 육미지황탕을 알맞게 쓰면 더 좋은 결과가 나옵니다.

이들 처방 약재는 약의 기능보다는 음식의 기능에 가깝지요.

식약동원이라고 하지요."

그런데 나이가 60대~80대가 되면 기존 처방이 독이 될 수 있다. 시대가 변하고 체질이 바뀐 탓이다.

이 의사의 친구가 김 상무였다.

나는 김 상무에게 신장병 환자를 고친 임상례를 들려주었다.

소변에서 피가 폭포처럼 쏟아져 나오는 신장병 환자를 고친 사례도 말했다.

'자신을 가져라', '2천년 경험이 축적된 한의학을 믿어라', '내가 당신보다 10배 이상 고약한 환자도 고쳤으니 내 말을 믿어라', '어쭙잖은 미국 학력과 국내 이력은 버려라.'

정신적으로 똑똑한 사람은 육체적인 충격이 왔을 때 의외로 허약하다.

풍찬노숙으로 단련된 사람과 온실에서 존경을 받으면서 세상살이를 한 사람은 비상사태에서 큰 차이가 난다.

김 상무가 가져야 할 첫 번째 무기는 용기다.

용기를 잃으면 모든 것을 잃는다.

IQ나 EQ보다 AQ가 더 귀하게 여기는 세상이 되었다.

2,300년 전, 아리스토텔레스가 말했다.

"우리가 잘 될 거라는 마음을 먹고 행동하면 우리 몸의 모든 세포는 긍정의 방향으로 움직인다."

김 상무는 꼭 나을 거라는 신념을 염불처럼 중얼거렸다.

'나는 꼭 낫는다, 나는 반드시 낫는다.'

그는 진창미로 만든 밥을 먹고 이 밥을 90% 태워 숭늉을 만들었다.

신장이 약한 사람은 껍질을 완전히 벗긴 흰 쌀을 먹어야 한다.

과일도 껍질과 씨를 빼고 익혀 먹어야 한다.

식물이 지구에 나타난 게 4억5천만 년 전, 1억 년 후 동물이 지구에 생겼다.

1억 년 선배인 식물은 자손 보존을 위해 껍질과 씨에 독을 숨겨 놓았다.

이 식물의 독을 없애고 먹어야 한다.

김 상무는 용기, 바른 음식, 피토테라피, 너그러운 생활, 이 네 가지를 생활의 가치로 삼았다.

내가 상대를 가르치려 하지 않고 상대의 의견을 귀 기울여 들었다.

회사에서도 부하 직원에게 전결권을 주니 한가해졌다.

그는 아들이 학교에서 전체 수석을 못 한다고 화를 냈으나 이제는 '수석의 함정'에 연연하지 않았다.

6개월이 지났다. 병원에 갔다.

기록을 본 의사는 잠시 침묵하더니 고개를 갸웃거렸다.

밖으로 나온 그는 하늘을 바라보았다.

유난히 아름다웠다.

'오래 살아야지. 이 멋진 하늘을 오래오래 봐야지.'

10

투석을 하라고?
차라리 죽는 게 낫지

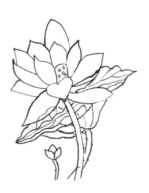

떡집 아저씨는 간경화 초기 진단을 받았다.
신장 기능이 25%쯤 남았다는 진단도 함께 나왔다.
15%~10%가 되면 투석을 해야한다.
간경화에 혈액투석이라니…
엎친 데 덮친 격이다.
살아도 죽은 거나 다름없다.

그는 수십 년간 떡집을 했다.
강남에서 유명한 떡집이 되었다.
일본에서도 유명해 재일동포 노인들이 한국에 오면 임진각을
보고 우래옥 냉면을 먹고 이 집 떡을 사가지고 갔다.
새벽부터 밤 늦게까지 개처럼 일했다.

5년 전, 아내가 바람을 핀다는 사실을 알고는 충격을 받았다.
1년간 술만 마셨다. 밥보다 술을 더 많이 먹었다.
병원에 갔다.
간경화 초기라 했다. 신장 기능이 25% 남았다고 했다.
둘 다 불치병이었다.
55세 때 찾아온 인생의 큰 시련이었다.

평생 일만 했는데 남은 것은 노후를 걱정해야 할 한 줌의 재산

과 불치병과 바람난 아내와 별로 아버지를 존경하지 않는 자식 3명이 있었다.

"동창회에서 어떤 놈이 그러던데 우리가 뭐, 베이비붐 세대라면 서? 치열한 경쟁사회를 살아 왔다고 하던데, 그랬냐?"
"그러고 보니 우리 참 여러 가지로 장한 인생이야."
"그래서 너는 사는 게 재밌냐?"
"이 나이에 재미는 무슨 재미야.
술맛 있는 줄도 모르고 마누라가 목욕을 해도 돌아누워서 자고, 진짜 뭘 해도 재미있는 줄을 모르겠어.
돈도 얼마 못 벌어놔서 노후를 생각하면 한숨 나고. 뭐 이 타령으로 살다가 끝나는 거겠지, 별거 있겠냐."

- 은희경 '마이너리그'에서

떡집 아저씨는 내 앞에서 한숨만 푹푹 쉬었다.
"살 수 있을까요? 혈액투석을 안 할 수 있을까요?"
간경화 초기 증상과 허약한 신장은 식이요법과 한약처방으로 그 증세가 악화되는 것을 멈출 수 있고 호전될 수 있다.
그런데 즐거운 마음이 없으면 안된다.
괴로운 마음이 병의 원인이니 뿌리를 없애야 한다.
이게 없으면 허준 선생과 히포크라테스, 편작, 화타가 다 대들어도 고칠 수 없다.

복잡한 두뇌가 허약한 신장의 원인이다.

나는 그에게 좋아하는 것을 물었다.
여행, 등산, 걷기, 노래… 다 싫어했다.
이것 저것 찾다가 하나가 걸렸다. 댄스…

그는 젊은 시절 스포츠 댄스로 명성이 있었다.
자기가 잘 하는 게 좋아하는 것이다.
좋아하는 것을 해야 기분이 살아난다.
기가 살아야 몸도 살아난다.

그는 떡집을 아들에게 맡겼다.
술 대신 물을 마시고 물 대신 숭늉을 마셨다.
그의 가방에는 보온병이 두 개 있었다.
수시로 따듯한 숭늉을 마시고 진창미로 만든 누룽지를 먹었다.
오전까지만 가게 일을 돕고 오후에는 콜라텍으로 갔다.
춤 솜씨가 좋은 그는 중년 여인들의 백마 탄 기사였다.
그곳에는 50대, 60대는 물론 70대 남녀들이 즐겁게 춤을 추고
있었다.

한 번 배운 자전거를 평생 잊지 않듯 그의 춤 실력도 일주일 만
에 부활했다.

화려하게 살아났다.

춤은 하늘이 내린 축복이었다.

일을 할 때나 꿈을 꿀 때도 춤 생각만 했다.

춤을 출 때도 오직 춤 생각만 했다.

춤은 그에게 '신명' 그 자체였다.

사물놀이 명인 김덕수의 또 하나의 이름은 '신명'이다.

민주화의 대부 김정남이 지어준 이름이다.

60대의 김덕수는 하루종일 춤을 춰도 지치지 않는다.

그의 운동량은 마라톤 선수만큼 에너지가 들지만 신바람이 나면 기운이 충전되면서 하루종일 춤을 출 수 있다.

김덕수 근처에 있으면 엄청난 에너지를 가진 블랙홀을 연상한다.

신명이 나면 작두 위에 올라가도 끄떡없는 이유다.

신도 신이고 명도 신이다.

신바람 액기스가 신명이다.

떡집 아저씨가 춤에서 신명을 찾자 그의 건강은 몰라보게 변했다.

6개월쯤 지나자 떡집 아저씨가 물었다.

"섹스를 해도 될까요?"

그는 40대부터 부인과 잠자리를 멀리했다.

약을 먹고 춤을 춘지 딱 반년 만에 그의 몸은 거의 정상이 되었다.

통계에 의하면 50대 남성은 일주일에 한 번 정도의 성행위가 건강에 유익한 것으로 나왔다.

섹스를 한 후 몸이 가벼우면 신명처럼 건강에 도움이 되지만 피곤하다면 더 건강을 추슬러야 한다.

그가 춤추며 만나는 여자들과 일주일에 한 번씩 관계를 하자 그의 몸과 마음은 40대 건강한 남자가 되었다.

카사노바는 2천 명의 여인과 관계를 맺었다.

유부녀, 과부, 수녀, 처녀…

너무 많은 여인들과 너무 많은 관계를 맺어 40대 종반에는 하체가 거덜났다.

그는 할 수 없이 철학자를 하면서 인생을 보냈다.

떡집 아저씨가 20대부터 콜라텍에 다녔다면 최소한 50×30=1,500명의 여인과 관계를 맺을 수 있었다.

카사노바의 기록도 갱신할 기회가 있었다.

그의 마음이 변했다.

전에는 바람 피는 아내를 죽이고 싶었다.

이제는 아내에게 미안한 마음이 들었다.

"사내 구실도 못 하면서 아내의 바람을 탓하다니…."

명포수는 놓친 짐승만 생각나고 똥포수는 잡은 짐승만 자랑한
다.
공부 잘 하는 애는 시험에서 틀린 것만 말하고 공부 못하는 애
는 시험에서 맞은 것만 떠든다.
똑똑한 남자는 인생에서 실패한 것만 생각나고 멍청한 남자는
인생에서 잘 한 것만 기억한다.

떡집 아저씨는 띨띨한 남자였다. 찌질이였다.
그는 아내에게 잘못한 것은 모르고 아내의 잘못만 원망하고 미
워했다.
그가 건강해지자 올바른 판단이 생겼다.
"내가 아내에게 화만 내고 할 일을 못 했으니 아내가 얼마나 힘
들었을까?"
2년쯤 지나자 그는 건강을 회복하고 가정을 회복하고 행복을
찾았다.
신명! 이것이 건강의 원천이고 행복의 토대다.
신명을 찾아라!

11

술의 기적, 간경화와 술

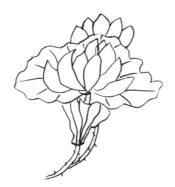

오 선생!

금년도 얼마 안 남았구나.

나는 지금 강화도에 왔어.

어느 작가가 간경화 복수로 고생을 하고 있어.

그는 재능은 있는데 책이 안 팔렸어. 별 볼 일 없는 친구의 별 볼 일 없는 책이 베스트셀러가 돼 돈방석에 앉는 걸 보는 게 고통이고 지옥이었어.

날마다 술을 마셨어.

50살이 되자 간경화 복수가 왔지. 다 술 때문에 생긴 병이야.

그는 병원 이뇨제를 먹으면 거의 실신 상태가 될 정도로 부작용이 왔어.

그렇다고 이뇨제를 안 먹으면 소변이 안 나와 죽을 지경이 되고 …

어찌할 것인가? 이뇨제를 먹다 죽을 것인가? 그냥 죽을 것인가?

의사에게 물으니 별말이 없었지.

'어차피 죽을 놈이 뭘 복잡하게 따지니…' 이런 표정이었대.

알코올 중독자는 술을 수십 년 먹다가 술을 안 먹으면 금단 현상으로 손도 떨리고 소변도 안 나오는 경우가 많아.

시골에서 이런 환자를 많이 봤지.

이들에게는 알맞게 먹는 술이 최고의 치료약이야.

술을 먹어야 소변이 나와. 몸에 좋은 술을 먹으면 소변도 잘 나오고 건강에도 도움이 될 테지.

오 선생이 막걸리에 관해 세계적인 권위자 아닌가?

누룩이 많이 들어가고 당분이 전혀 없는 막걸리…

효모가 제일 많은 막걸리가 생각났지.

나는 그에게 막걸리에 대한 설명을 하고 막걸리를 한 잔씩 먹게 했지.

그는 막걸리를 소주잔에다 넣고 천천히 입에 물고 있다가 삼켰어.

그러자 소변이 수월하게 나오며 복수가 줄어들었지.

알코올 중독자가 술로 병을 고치니 얼마나 신나겠어.

이이제이(以夷制夷), 오랑캐로 오랑캐를 잡기야.

시인 천상병은 복수가 차자 포천 막걸리 병에 생수를 넣고 술 생각이 나면 이 물을 마셨지. '커! 술맛 좋다.'

신바람이 나자 그의 몸에는 기적이 일어났지. 몇 달이 지났어.

그를 만났더니 거의 멀쩡한 사람이 된 거야.

내가 효소가 많은 누룩 막걸리 이야기를 할 때 옆자리에 아주 늙은 노파가 있었지.

200살도 더 된 할멈으로 보였지.

그의 모친이었어. 98세였어.

이 노파가 젊은 시절 가용주를 많이 담갔어.

일제 시대에는 가정집에서 술 담그는 것을 금했지.

밀주를 담가 주위에 공급해 인기를 얻고 큰 돈을 번 할머니야.

노파는 좋은 막걸리, 효모가 잔뜩 든 막걸리를 만들어 아들에게 먹였어. 그야말로 약주를 먹인 거야.

아들은 소변이 잘 나오고 영양 많은 막걸리를 먹자 건강을 회복한 거야.

다 오 선생 덕분이지.

그는 모친이 담근 막걸리를 기적의 물로 여기자 기적이 일어난 거야. 엄마의 정성과 아들의 믿음이 만든 기적이야.

99.9% 죽었다고 단정한 사람이 살아난 경우가 있지?

기적이라고 부르지. 기적은 내 마음속에서 만드는 거야. 그렇다고 술만 먹으라는 말은 아니지.

'불치병 환자의 5계명'

1. 숭늉 마시기,

2. 림프절 연고 바르고,

3. 해로운 음식 안 먹기,

4. 출장식 호흡,

5. 겸손한 마음을 잘 지키지.

12

황제내경의 음양화평지인과
DNA의 변화

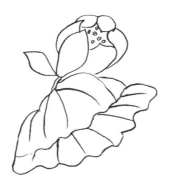

선배가 전화를 했다.

그는 만능 운동선수였고 물질적으로도 성공했다.

"환갑이 지나자 조금씩 아프더니 이제는 많이 아퍼. 그런데 나이 80살이면 아픈 게 당연한 거 아닌가?

안 죽고 사는 게 이상한 거고 아프다고 말하는 게 염치없는 수작이야. 아픈 건 살아 있다는 증거야. 오래 살 마음은 없지만 그렇다고 죽기는 싫어.

그러다 보니 날마다 숨 쉬고 사는 게 고마워. 특별히 심하게 아픈 곳이 없으니… 그럭저럭 먹고 그럭저럭 다니고 그럭저럭 자니 살만 해."

그의 지론은 병원 가 검사 안 하고 몸에 좋다고 떠드는 약이나 식품 안 먹고 그냥 자기가 먹고 싶은 것 먹고 자기 식으로 살다 떠나는 것이었다.

그는 계속 말했다.

"돈을 크게 벌었더니 더 큰 돈을 번 놈이 눈에 거슬려 기분 나쁘고 멋진 여자와 만났더니 더 멋진 여자를 만나는 놈이 있어 기분 나쁘고…"

그는 생각을 바꿨다.

남이 뭘 하건 남이 뭘 먹건 관심을 버렸다.

아무리 몸에 좋다는 음식이라도 먹고 싶지 않으면 고개를 돌렸다.

그의 건강 비결은 아프면 아픈 대로 지내고 먹고 싶은 대로 먹고 '적당히' 사는 것이다.

입맛이란 다 제 몸에 알맞은 것을 먹으라는 신호다.

제 몸의 시그널대로 사는 게 하늘을 따르는 것이다.

순천자흥 역천자망(順天者興 逆天者亡), '하늘의 뜻을 따르는 자는 흥하고 하늘의 뜻을 거역하는 자는 망한다'고 했다.

그는 '적당히'를 강조했다.

"적당히 살다 죽는 게 으뜸이야. 적당히가 중용이고 변증법이야. 꼴대로 살다 꼴대로 죽는 거지."

"누우면 죽고 걸으면 산다"를 쓴 게 40대였다.

거의 40년이 지나 '총알개미'를 썼다.

40대에 본 60대, 70대의 건강과 80대에 본 70대, 80대의 건강은 아주 달랐다.

70, 80대는 아무리 건강해도 어린 아이처럼 다뤄야 한다.

이 연배는 음식이나 운동, 사회활동도 젊은이보다 30~50% 쯤 덜 하는 게 좋다.

외국에서 일란성 쌍둥이를 관찰한 보고서가 나왔다.

일란성 쌍둥이는 DNA가 같으니 모든 생각이나 체질이 다 같다고 말할 수 있다.

이 쌍둥이가 성장하면서 헤어졌다.

한 명은 미국으로 입양해 미국식으로 자랐고 한 명은 고향인 아프리카에 남아 아프리카 식으로 자랐다.

30년이 지났다.

두 사람의 의식이나 식성이 완전히 달랐다.

똑 같은 DNA면 어디에 있든 차이가 없어야 하는데…

과학자들이 이 현상을 분석했다.

미국에 살면 미국식 환경에 적응하라고 DNA가 작동한다.

DNA에 있는 여러 정보신호 가운데 필요한 것은 열리고 필요 없는 것은 닫힌다. 그러니까 환경에 필요한 정보는 개발돼 발전하고 필요 없는 정보는 퇴화해 도태된다.

아프리카에서 자란 쌍둥이도 마찬가지다.

그의 DNA는 아프리카에 사는 데 적합한 정보 스위치는 열었고 필요 없는 스위치는 닫았다.

우리 DNA에는 무수한 정보가 있다.

이 정보는 환경에 따라 수시로 'on', 'off'를 반복한다.

누구나 다 자기나름의 '갈라파고스'에 있다.

갈라파고스가 싫다고 뉴욕이나 서울로 온다면 그 동물은 어찌될 것인가?

우리의 진화 과정도 마찬가지다.
동양의 고전인 황제내경은 인간의 체질을 분류했다.
태초에 음양이 있었다.
음양은 다시 둘로 나뉘었다.
음은 소음과 태음, 양은 소양과 태양으로 갈라졌다.
우리의 의성 이제마 선생은 이 이론에 입각해 사상체질을 창시하고 완성했다.

황제내경에는 소음, 태음, 소양, 태양 그리고 다섯 번째로 음양화평지인을 거론했다.
음양화평지인(陰陽和平之人)이란 무엇인가?
소음인, 태음인, 소양인, 태양인.
이 사상체질을 넘어선 사람…
마음과 몸을 수련하여 환경에 DNA를 적응시킨 사람, 이런 사람을 음양화평지인이라고 했다.

표현의 차이는 있지만 수천 년 전에 한의학에서는 환경에 따라 DNA의 스위치를 올바르게 'on', 'off' 시키는 것을 최고의 경지로 보았다.

역사가 시작된 이래 건강의 최고 비결은 양생이었다.

양생은 마음과 몸을 수련하고 자연에 적응해 '적당히' 사는 것을 말한다.

각자 자기의 '갈라파고스'에 만족하면서, 적응하면서 사는 게 좋은 팔자다.

팔자는 하늘이 주는 것도 아니다.

DNA에 있는 것도 아니다.

환경에 맞게 스스로 만드는 것이다.

13

스님의 혈액투석과 조기

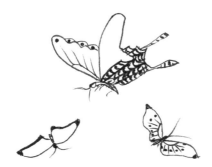

'삶과 죽음은 하나다. 어떻게 사느냐? 그게 문제다.
하루를 사나 100년을 사나 마찬가지다.
하루를 100년처럼 사는 사람이 있고 100년을 하루처럼 사는
사람이 있다.' 스님의 지론이었다.

조기는 민어과 생선으로 석수어, 석어라고도 한다.
조기(도울 조(助), 기운 기(氣))…
동의보감에는 조기의 맛이 달고 위장을 돕고 헛배, 설사를 다
스린다고 했다. 요로결석에 특히 좋다고 했다.
그러니까 신장에 좋다는 거다. 기운을 돕고 신장에 좋고…

스님이 죽을 병에 걸렸다.
기운이 없었다.
물 먹을 힘도 없었다.
죽 먹을 힘도 없었다.
밥 먹을 힘도 없었다.
스님은 득도의 일환으로 '백두대간 100회 종주 계획'을 세웠다.
여자 스님의 당찬 계획이었다.
스님은 동안거, 하안거를 각각 20회 이상 한 선승인데 새로운
계획으로 백두대간 만행을 시작했다.
종주 10여 회 만에 기진맥진이 됐다.

기가 빠지고 맥이 빠졌으니 어떻게 됐을까?

스님은 길가에 쓰러졌다.

다행히 산이 아니라 절 근처 동네에서 기절을 했다.

소변에서는 피가 나왔다. 산에서 쓰러졌으면 이 세상에서 사라졌을 텐데 부처님의 가피로 동네까지 와 쓰러졌다.

병원에 보름쯤 입원해 있다가 나왔다.

검진상 스님의 몸에는 아무런 이상이 없었다.

약간의 저혈압, 약간의 저체중…

이런 정도는 현대여성이 추구하는 이상적인 몸이다.

백두대간을 10여 차례 왕복했으니 허벅지도 단단하고 근육도 많았다. 그런데 스님의 신장 기능이 30% 정도였다.

현미경적 혈뇨와 현미경적 단백뇨가 나왔다.

더 악화되면 혈액투석을 해야 한다.

스님은 지리산에 있는 작은 암자에 머물렀다.

식사를 거의 할 수 없었다.

'나는 곧 죽을 거야. 밥은커녕 죽도 먹을 수 없으니…'

백두대간을 10여 차례 왕복한 강골의 스님이 몸이 약해지니까 허약한 소리만 했다.

평소에 '삶과 죽음은 하나다. 당장 죽으나 100년 후에 죽으나 마찬가지다. 하루를 살더라도 깨침이 있으면 100년을 깨침없이 산 것보다 낫다'고 자나 깨나 외치던 스님이 몸이 허약해지자 마음도 덩달아 약해졌다.

스님은 죽기만 기다렸다.
암에 걸렸다고 자가진단을 내렸다.
"물을 먹어도 토하니 틀림없이 말기 위암이에요. 그러니 물이 위장을 지나가지 못하지요."
아무리 병원 정밀검사에 이상이 없어도 본인이 위암이라고 우기면 부처님이 아니라고 해도 소용없다.

속수무책이었다.
스님은 곧 혈액투석을 할 거라는 강박관념이 있었다.
그의 모친은 10여 년간 혈액투석을 하다 죽었다.
만행을 최고의 수행으로 여기는 수행자가 혈액투석을 한다면 체면이 말이 아니었다.

어느 보살이 용하다는 한방병원에서 녹용을 잔뜩 넣은 보약을 지어왔다.
그런데 스님은 그 보약을 먹자 다 토했다.
병원에 가 영양제를 맞아도 허사였다.
여러 날 고생했다. 보약이 스님을 잡을 뻔했다

추자도에서 잡은 조기를 보냈다.

예전에는 조기를 흑산도, 영광 앞바다 칠산도, 연평도에서 잡은 게 인기였는데 지금은 물길이 바뀌고 수온이 변해 추자도가 조기의 명산지가 됐다.

그래서 봄철에는 추자도에서 조기 축제가 열린다.

스님은 조기를 쪄 먹었다.

90% 태운 진창미 숭늉을 먼저 마시고 찐 조기를 먹자 기운이 조금씩 생겼다. 찐 조기는 20년 묵은 간장에 찍어 먹었다.

이 지역에서는 20년~30년 묵은 간장이 있는 데 '암'도 고치는 귀한 식품으로 여겼다.

암세포는 단백질인 세포에 독이 생겨 비정상적인 세포가 된 거다. 돌연변이 세포다. 뱀 독이나 전갈 독도 다 단백질이다.

독소가 있는 이 단백질을 인체가 분해를 못 하면, 해독을 못 하면 죽는 거다.

암세포 단백질도 마찬가지다.

인체의 면역력이 돌연변이 세포 단백질을 제대로 대처할 수 없을 때 사람은 '암'에 걸렸다고 한다.

암세포는 하루에 5천 개씩 생겼다 사라졌다 하는데 이 균형이 깨지면 '암'세포가 설치게 된다.

인체는 10조 개의 세포가 있으니 5천 개의 암세포는 무시해도 된다.

간장은 콩 단백질로 만든 제품이다.
간장 속 효소가 10년, 20년을 버티면 우수한 단백질 효소라고 볼 수 있다.
만약 이 효소가 불량품이면 썩어서 먹을 수 없다. 효소가 좋으면 오래 묵어도 간장이 변하지 않지만 효소가 나쁘면 부패한다.
발효냐? 부패냐? 동전의 양면이다. 독이냐? 약이냐?

보톡스가 뭔지 알지? 현대 여성들의 필수품…
불로장수, 젊음에 한몫하는 약품이다.
그런데 이 보톡스 원료 130g이면 지구상에 사는 사람 70억 명을 죽일 수 있다.
핵무기보다 무서운 물질을 여자들은 돈을 들여 얼굴에 집어넣어 젊게 보이려고 아우성이다.
보톡스는 원재료의 10~15 나노그램을 쓴다.
1나노그램은 10억 분의 1그램으로 여자 얼굴에는 1억 분의 1그램 정도를 쓰는 셈이다.

수십 년 된 간장에는 좋은 효소가 많다.
이 효소가 몸속 독소를 제압하는 기능이 있어 많은 불치병 환자들이 이 묵은 간장을 먹고 목숨을 구했다.

특히 6·25전쟁 통에는 아무 약도 구할 수 없었다.

오직 묵은 간장, 묵은 된장이 만병통치 역할을 했다.

스님은 찐 조기와 숭늉, 간장은 먹을 수 있었다.

일주일이 지나자 기운이 나고 소변이 시원하게 나왔다.

검은색 숭늉과 조기가 한몫했다.

두 가지 음식 즉 숭늉과 조기는 신장 기운을 돕고 몸의 독소를
배출하는 데 도움이 됐다.

혈액순환이 잘 돼야 건강하다고 하는데 어떻게 해야 혈액순환
이 잘 될까? 누구나 다 잘 알면서 누구나 확실히 모르는 게 이
혈액순환이다.

우리 혈관은 10만km이고 우리 몸속의 미생물은 1,000조 개이
다.

지구 둘레의 2.5배인 혈관이 깨끗하고 미생물이 긍정적인 방향
으로 활성화돼야 혈액순환이 잘 된다.

혈액순환이 제대로 안 되면 암이나 중풍, 치매가 온다.

석 달 후, 스님은 건강을 거의 회복했다.

그동안 조기 세 상자를 먹었다.

만일 스님이 병원에서 링거를 꽂고 있었다면 어찌 됐을까?

스님은 20년 된 간장과 3년 묵은 진창미 숭늉의 효능을 인정했다.

그가 추자도 조기의 효능을 인정한 것이 건강회복에 큰 도움이 됐다. 그까짓 간장, 그까짓 묵은 쌀 숭늉, 그까짓 생선…

이런 마음이 있었다면 스님은 저세상으로 갈 수밖에 없었다.

고승인 스님이 대형 병원에만 있었다면 절대 회복할 수 없는 병이었다.

묵은 간장, 진창미 숭늉, 조기…

고승을 살린 삼총사다.

개똥도 잘 쓰면 약이 된다.

박쥐 가운데 한호충이 있다.

한호충의 똥은 '오령지'라는 약명으로 한약재이다.

아이 오줌은 '동변'이라 부르는 약재이다.

흔해빠진 개똥쑥도 약이 된다.

별 볼 일 없는 개똥쑥 추출물이 베트남 전쟁에서 말라리아 치료제로 큰 활약을 했다.

무명의 중국 여자는 이 개똥쑥 연구로 노벨 의학상을 받았다.

14

SKY나 하버드 대학보다
늑대 대학에 보내라

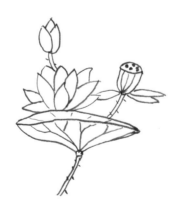

그는 몽골 울란바토르에 들른 후 러시아 접경 지역에 사는 동생을 찾아갔다.

비행기로 한 시간 거리였다. 시간이 넉넉했다.

천천히 몽골의 초원, 풍경, 산들을 보고 싶었다.

버스를 탔다. 비행기로 한 시간 거리인데 버스로는 27시간 걸렸다. 버스는 삐거덕대고 털털거리며 달렸다.

길은 나쁘고 버스는 낡았고…

버스 이마와 옆구리에는 '청량리 중랑교' 한글 표지가 색이 바랜 채 그대로 있었다. 70년대, 서울 시내를 다니던 버스였다.

창밖의 전망이 똑같았다.

눈, 눈, 눈… 초원, 초원, 초원… 끝없는 초원…

버스는 길이 잘 안 보여 GPS를 보면서 갔다.

2명의 기사가 교대로 운전했다.

운전대를 안 잡은 사람이 차장 겸 심부름을 했다.

외부 기온은 영하 30도가 넘는다고 했다.

보통 온도계가 측정할 수 있는 온도는 영하 40도가 한계치니 −30∼−40도 사이의 추위였다.

말로만 듣던 무섭게 추운 날씨였다.

그는 궁금했다. 소변이 소문처럼 포물선을 그리면서 얼까?

버스가 간간이 길가에 있는 가게 앞에서 멈췄다.

기지개를 켜고 주인에게 "화장실이 어디 있지요?" 하니까 가게 주인은 그를 미친놈 보듯 했다.

주인은 넓은 평원을 턱짓으로 가리켰다.

"저게 다 화장실이야…"

여자들은 벌판에 몰려가 빙 둘러앉아 엉덩이를 까고 볼 일을 보고 남자들은 여기저기서 개처럼…

소변은 그냥, 고드름이 안 되고 바닥에 떨어졌다.

온기와 염분 탓이었다.

따듯한 우유 한잔을 마시고 재빨리 버스로 들어갔다.

'호기심 지존' 물리학자 리처드 파인만은 어렸을 때 친구와 내기를 했다.

"물구나무 서기를 하면 소변이 위로 갈까? 아래로 갈까?"

국경지대 목장에서는 소를 잡아 상인들에게 팔았다.

목장 주인은 소의 머리, 내장, 발, 꼬리는 주위에서 서성거리는 늑대들에게 주고 상인들에게 고기를 팔았다.

그는 늑대에게 던져주는 소의 발을 보고 우족탕을, 꼬리를 보고 꼬리곰탕을, 머리를 보고 소머리곰탕이 생각났다.

내장을 보고 내장탕 생각도 했다.

96

저 아까운 걸 늑대에게 그냥 던져 주다니…

그가 머리를 굴렸다.
'미련한 놈들, 멍청한 놈들, 나같으면 늑대에게 주는 것으로 큰
돈을 벌 텐데.'
배부른 늑대는 절대 소를 공격하지 않는다.
늑대와 목장의 평화협정이 이런 방법으로 오랫동안 이어져 왔
다. 배부른 사람들은 더 배를 불리려고 애를 쓰는데…

쓸데 있는 것보다 쓸데 없는 것을 너무 많이 먹으면 환자가 된
다. 필요한 것보다 더 많은 것을 욕심낸 사람이 환자가 된다.
사람들은 SKY나 하버드 대학에 가느니 늑대 대학에 가 삶의
지혜를 배워야 한다.

소유물…
나는 안다.
내 소유라 할 수 있는 것은
내 영혼에서 흘러나오는 생각과
그리고
따듯한 운명이 베푸는
유익한 순간뿐임을…

- 요한 볼프강 폰 괴테

15

백범 선생의 백척간두진일보

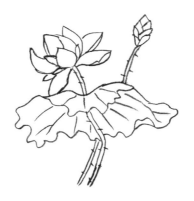

"아가야! 천 길 낭떠러지에서 떨어져 나뭇가지를 잡아 대롱대롱 매달렸을 때 어찌해야지?"

무송 선생의 어린 딸은 고개를 가로저었다.

"몰라요."

"그럴 때는 나뭇가지를 그냥 놔. 공연히 발버둥 치다가 힘이 떨어지면 죽어.

그냥 나뭇가지를 놓으면 살든가 죽든가 뭔 수가 생기는 거야"

백범은 백척간두진일보(百尺竿頭進一步)를 어린 소녀에게 설명했다.

이 소녀는 백범이 '무송 선생집에서 밥을 먹으면 똥자루가 가늘어 좋소' 하는 말을 듣고 그렇게 유명한 노인이 저렇게 교양 없는 말을 하는지 이해할 수 없었다.

영양 가치가 없는 초근목피를 먹으면 소화되지 않고 그대로 대변으로 나온다. 그래서 똥자루가 굵다.

'그래 네 똥 굵다'는 말은 욕이 될 수 있다.

영양가 높은 단백질 음식을 먹으면 몸에서 영양을 흡수해 똥자루가 가늘게 된다.

한국의 거상 임상옥이 인삼을 가지고 중국에 갔다.

중국 상인들은 인삼을 헐값에 사려고 임상옥의 물건을 거들떠 보지 않았다.

며칠 후 임상옥은 조선으로 돌아가야 했다.
인삼을 헐값으로 처분하고…
임상옥이 같이 간 추사 김정희에게 도움을 청했다.
"되놈들이 제 물건을 헐값에 사려고 수작을 떱니다.
도로 가져갈 수도, 헐값에 팔기도 억울하고…"
추사는 빙그레 웃으며 붓글씨로 일곱 글자를 써 임상옥에게 주었다.
'백척간두진일보'

그날 저녁, 임상옥은 가져간 인삼을 시장 바닥에 높게 쌓아 놓았다.
인삼 주위에 장작을 빙둘러 놓았다.
중국인들은 뭔 해괴한 짓인가? 하고 꾸역꾸역 몰렸다.
그가 하인에게 소리쳤다.
"6시에 종소리가 나면 저 인삼에 불을 질러라."

구경하던 중국 상인들이 깜짝 놀랐다.
그들은 임상옥에게 사정사정했다.
손이 발이 되도록 빌었다.

임상옥은 비싼 값으로 인삼을 처분했다.

백범 선생은 임시정부 시절 '백척간두진일보'를 화두로 삼고 독립운동을 했다.
그는 매사에 목숨을 걸고 일했다.
그래서 윤봉길 의사도, 이봉창 의사도 나올 수 있었다.
그는 어린 여자애에게도 백척간두진일보를 설명하는 자상한 할아버지였다.

"벼랑 끝으로 오라."
그가 말했다.
"벼랑 끝으로 오라."
그들이 대답했다.
"우린 두려워요."
그가 다시 말했다.
"벼랑 끝으로 오라."
그들이 왔다.
그는 그들을 밀었다.
그리하여 그들은 날았다.

- 기욤 아폴리네르

16

신장암이라고 죽는 게 그렇게 쉽냐?
죽을 때까지는 죽은 게 아니야

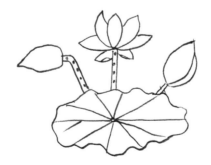

그는 정기적으로 병원에 갔다.

담당 의사가 바뀌었다. 30대 젊은 남자 의사가 진단했다.

의사가 그의 차트를 살피더니 핏대를 올렸다.

"이건 의사의 직무유기입니다.

1%의 가능성만 있어도 수술하는 게 의사의 의무입니다."

수술을 하면 살 수 있는데 수술을 안 한 의사는 무능하거나 나쁜 의사라는 주장이었다.

그는 5년 전, 소변에 피가 많이 나왔다. 소변이 몽땅 피였다.

병원에 갔다. 전립선에 암이 여기저기 번졌다.

나이 든 의사가 말했다.

"더 이상 연명치료는 아무 의미가 없습니다."

수술, 항암치료, 방사선치료…

다 필요 없다고 했다.

의사가 보호자를 따로 불러 말했다.

"임종 준비하세요."

그는 밥도 잘 먹고 얼마 전에는 지리산 천왕봉에도 다녀왔다.

아픈 데도 없었다. 잠도 잘 잤다.

갑자기 혈뇨가 나와 병원에 갔더니 말기 암으로 곧 죽을 거라는 진단이 나왔다.

그는 병원을 나오면서 의사를 저주했다.

당장 죽더라도 "인간의 정신력은 기적을 일으킵니다. 숨을 거두는 순간까지 아무도 몰라요. 용기를 가지세요."

이렇게 말해야 하는 게 도리 아닐까? 그는 다시 병원에 가 그 의사의 귀싸대기를 한 대 때리고 싶었다.

"죽을 때까지는 죽은 게 아니야."

야구를 좋아한 그는 뉴욕 양키즈의 전설 '요기베라'의 말이 떠올랐다.

"끝날 때까지는 끝난 게 아니야(It ain't over till it's over.)."

생각은 이렇게 했지만 몸은 따로 움직였다.

하늘이 잿빛으로 보이고 다리가 후들거려 걷기가 힘들었다.

나에게 연락을 했다.

"나는 혈뇨가 안 나오게 할 수 있으니 너는 용기를 잃지 마라. 용기를 버리면 백약이 무효다."

약을 보냈다. 일주일 후 연락이 왔다.

"혈뇨가 안 나와."

"살 것 같아!"

"혈뇨가 안 나오고 아픈 데가 없으면 환자가 아니야."

나이 60세가 넘으면 누구나 노쇠 현상이 온다.

60년 된 자동차가 고장 나면 그 원인을 찾아 굴러만 가게 하는 게 유능한 정비사다. 여기저기 수리한다고 분해하면 그 차는 부서진다. 망가져 못쓴다.

우리 몸도 60년이 지나면 낡아서 여기저기 삭아 있다.

나쁜 세균이나 암세포도 여기저기 숨어 있다.

이것들을 살살 달래 균형을 유지하며 사는 게 삶이다.

잘 달래면서 살아야지 어설프게 이것을 죽이려 들면 거꾸로 사람이 죽는다.

'내 몸의 암세포를 몽땅 없앨거야.'라는 사람이 있다.

우리 몸에는 누구나 암세포가 있다. 면역력이 이들을 억제할 수 있으면 건강 염려를 할 필요가 없다.

세상에는 도둑놈도, 강도도, 사기꾼도 있다.

나쁜 놈들보다 좋은 사람들이 많으면 그 사회는 좋은 세상이다. 우리 몸의 암세포를 몽땅 없애려는 것은 '빈대 잡으려고 초가삼간 태우는 사람'이다.

그는 혈뇨가 안 나오자 죽을 맛에서 살맛이 되었다.

곧 죽는다는 절망감이 희망으로 바뀌었다.

그는 생기가 났다.

천천히 바닷가를 걸었다.

하루 종일 걸었다. 용기가 생겼다.

'그래, 죽을 때까지는 죽은 게 아니야. 밥 잘 먹고 잘 걸으면 되는 거야. 그 이상은 욕심내지 말아야지.'

석 달 후 병원에 갔다.

의사가 놀라는 눈치였다 유령을 본 눈빛이었다.

'아직 죽지 않고 살아있다니…'

의사가 실망하는 게 느껴졌다.

병원에서 전립선 약을 처방했다. 최근에는 50대, 60대 나이에도 전립선으로 애를 먹는다. 점점 나이층이 낮아진다.

40대 젊은이도 이런 증세로 애를 먹는다.

몸을 안 쓰고 두뇌를 많이 써야 하는 4차 산업사회의 비극이다.

그가 전립선 약을 먹자 밤마다 여러 차례 잠을 깨 소변을 봤다.

깊은 잠이 들지 않았다.

더 고약한 것은 무기력증이었다.

전립선 약에는 남성 호르몬인 테스토스테론을 약화시키는 성분이 들어있다.

남자들이 남자다운 것은 이 호르몬의 역할이다.

이게 없으면 기둥 없는 집처럼 바람만 불어도 흔들린다.

매사에 자신이 없다. 마누라, 애들 눈치를 살핀다. 조그만 강아

지가 짖어도 놀란다. 그러니까 발기는 안 되고 무력한 숫놈이
되는 것이다.

다시 내가 전립선 약을 처방해 보냈다.

그는 병원 약은 버리고 내가 처방한 약만 먹었다.

식약처가 전립선 약으로 공식 인정한 '옥척서'를 포함한 처방을
했다.

얼마 후 심한 통증이 왔다.

병원에서 마약성 진통제 처방을 받아왔다.

그는 머리맡에 이 진통제를 놓고 통증과 싸웠다. 죽을 것 같은
통증이 밀려오면 진통제에 손이 갔다. 그러나 참았다. 밖으로
나갔다. 바닷가를 걸었다. 출장식 호흡을 하면서 걸었다.

어느 틈에 통증이 멎었다. 이러기를 백여 번 반복했다.

번번이 그가 이겼다.

통증은 파도처럼 밀려왔다 밀려갔다. 악을 쓰고 참으니 더 이
상 통증이 오지 않았다. 면역력이 통증을 이긴 것이다.

그에게 내일은 없다.

오늘 진통제를 안 먹고 걸을 수만 있으면 충분하다.

80세를 바라보는 나이에 더 욕심을 부리면 불행이 입을 딱 벌
리고 기다린다.

내일은 없다.
내일 내일 하기에 물었더니
밤을 자고 동틀 때
내일이라고

새 날을 찾던 나는
잠을 자고 돌보니
그때는 내일이 아니라
오늘이더라.

무리여! 동무여!
내일은 없나니

- 윤동주 '내일은 없다'

윤동주의 시 '내일은 없다'를 그는 70대에 알았다.
그는 '내일은 없다'를 화두로 삼고 암세포와 싸웠다.
정기적으로 병원에 가 검사하고 전립선 약과 마약성 진통제를
처방받았다. 다 버렸다.

4년이 지났다.
이번에 새로운 의사를 만났다. 생각이 있는 의사라면 70세가
넘은 노인이 어찌 안 죽고 지금까지 살았는지…

이게 궁금할 텐데 수술을 안 했다고 지랄을 하니 참 지랄 같은 놈이었다. EQ 지수 빵점이었다.

1%의 희망이 있으면 수술을 해야 한다고?

0.01%의 나락에서 5년을 더 살고 있는 노인에게 할 말인가?

수술을 하면 살 수도 있다고?

그렇다면 수술 안한 99%는 다 죽는다는 말인가?

또 수술한 1%는 반드시 산단 말인가?

'살 수도 있다.' 와 '산다'는 하늘과 땅 차이의 말이다.

'살 수도 있다'는 말은 '죽을 수도 있다'와 같은 말이지만 '산다'는 말은 '100% 산다'는 말이다.

나는 그의 혈뇨를 잡으려고 오령산 처방에 산사와 금앵자를 잔뜩 넣었다.

이 약초들은 오령산과 참 잘 어울리는 처방이다.

혈변에도 마찬가지로 도움이 된다.

띠뿌리, 옥수수 수염, 민들레, 곤드레, 엉겅퀴, 칡꽃 따위를 알맞게 배합하면 더 좋다.

전립선염 처방도 전립선암 처방이나 별 차이가 없다.

용기와 섭생과 올바른 처방, 이것이 그를 살게 하는 원동력이다.

17

멀쩡한 그가 대장암 말기라니

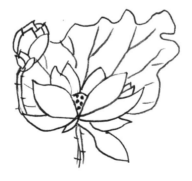

그가 말기 암인 대장암 4기라 했다.

대부분의 암은 1기, 2기, 3기, 4기···

이런 단계를 거쳐 찾아오지 않는다.

암 환자는 학생이 1학년, 2학년, 3학년, 4학년으로 진학하는 단계를 거치지 않는다.

어느 날, 정기검진이 있어 정밀검사를 하면 멀쩡한 몸에서 말기 암이 나오기도 한다.

이런 걸 마른 하늘의 날벼락이라고 한다.

내 친지는 운전을 하다 깜빡 정신을 잃었다.

병원에서 눈을 떴다.

며칠이 지났다.

그동안 대장암 수술을 하고 항암치료를 준비하고 있었다.

그는 교통사고로 의식을 잃고 응급실에 실려왔다.

별로 다친 곳은 없었다.

의식을 잃은 사람은 교통사고를 당해도 별로 다치지 않는다.

높은 다리에서 두 사람이 떨어졌다.

한 사람은 정신이 또렷하고 다른 한 사람은 고주망태로 정신이 없었다.

정신이 또렷한 사람과 술이 잔뜩 취한 사람이 떨어지면 어찌
될까?
정신이 또렷한 사람은 다친다.
다리가 부러지든가 허리가 골절되든가 한다.
머리가 깨지기도 한다.

술 취한 사람은 멀쩡하다.
인간은 오랜 기간 진화해 오면서 위기 상황에 대처하는 본능이
생겼다. 그런데 이성이 커지고 과학이 발달하고 지식이 많아지
면서 생존 본능이 퇴화했다.
이성은 높은 곳에서 떨어지면 큰일 난다고 본능과 불협화음을
일으킨다.
그래서 정신이 또렷한 사람은 다리에서 떨어지면 많이 다친다.

내 친지는 항암치료를 받다 심한 저체중으로 치료를 중단했다.
치료받다 죽기보다 그냥 죽기로 했다.
죽기로 마음 먹으면 인체의 본능인 자연면역체계가 작동을 한
다.
그가 죽기로 예정한 지 10년이 넘었다.
암 환자는 의사가 "수술은 할 수 없고 항암치료를 받으세요."
라는 말을 할 때 심한 좌절을 한다.
"나는 수술도 할 수 없는 심한 상태구나…"

그들이 제일 부러운 사람은 수술 받는 환자다.

수술을 받으면 암세포가 몸에서 연기처럼 사라지는 것으로 여긴다.

아무리 항암 치료제가 새로 개발되고 수술 기술이 발달돼도 암 환자의 숫자는 여전히 10년 전이나 20년 전이나 30년 전이나 50년 전이나 비슷한 수준이다.

표적항암치료제, 면역항암치료제, 포장지만 바꿨다.

인간과 제일 많이 닮은 침팬지의 수명은 60세이다.

침팬지는 60살에도 젊은 침팬지와 똑같이 일하고 활동하다 죽는다.

인간의 건강 수명과 별 차이가 없다.

암 따위의 질병은 노화 현상이다.

밥 잘 먹고 일 잘하고 배설에 이상이 없으면 전신에 암세포가 있거나 말거나 신경 쓸 필요가 없다.

70살이 넘으면 종합검진을 안 하는 사람이 많다.

노화 현상을 삶의 한 부분으로 여기면서 살아가는 거다.

이 연배는 암세포가 몸에 있어도 10년~20년을 살다가 죽는다.

무서운 것은 중풍이나 치매이다.

짐승만도 못한 삶을 살기보다는 죽는 게 낫다.

우리 몸의 60%~70%는 물이고 혈액의 절반은 물이다.

좋은 물을 먹는 게 건강의 핵심이다.

세계에는 좋은 물이 3가지 있다.

벤자민 프랭클린은 아침에 눈 뜨면 한 잔, 식사 전에 한 잔…

하루 종일 좋은 물을 마셨다.

자기 전에도 한 잔, 자다 일어나면 한 잔…

그는 85세까지 건강하게 살았다.

유럽에서는 콜레라, 장티푸스 등 수인성 전염병으로 많은 사람이 죽었지만 벤자민 프랭클린이 먹던 물 공장 사람들은 멀쩡했다.

맥주공장 노동자들은 물 대신 맥주를 마셨다.

맥주는 살균된 물이고 혈액순환에 좋고 이뇨 효과가 큰 물이다.

하수도인 신장이 제 기능을 발휘해야 물을 많이 먹을 수 있다.

커피, 석유 다음에 많이 거래된다.

많은 사람들이 커피를 마신다.

무색무취의 커피콩을 까맣게 태워 마신다.

커피는 해독 기능과 이뇨 효과가 큰 살균된 물이다.

독일 노동자는 하루 종일 맥주를 마시면서 일을 한다.

그들은 아무리 많은 맥주를 마셔도 취하지 않는다.

중동 사람들은 하루 종일 커피를 마신다.

우리는 맥주를 마시면 취한다.

커피를 많이 마시면 가슴이 뛰고 잠을 못 자는 사람이 많다.

우리는 뭘 마셔야 할까?

숭늉…

항암 치료를 받는 환자가 기력이 떨어지면 음식은커녕 물도 마실 수 없는 상황이 온다.

몸에 독소가 꽉 차고 신장이 제 기능을 못 하는 비상사태가 온 거다.

이럴 때는 미국 병원이 몽땅 대들어도, 미국 의사들이 다 덤벼도 해결책이 없다.

숭늉! 이게 명약이다.

숭늉을 마시면 이뇨작용이 생기면서 몸의 독소가 빠진다.

불치병에는 시커먼 숭늉이 치료 약이고 보약이다.

맥주나 커피는 우리 체질에 맞지 않다.

오직 숭늉이다.

일단 숭늉을 마시면서 적절한 음식이나 피토테라피를 찾는 게 순서이다.

18

모든 약을 버리자 모든 병이 사라졌다

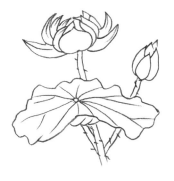

그는 모범적인 가정에서 태어났다.

모범생으로 학교를 다녔다.

졸업 후 기자 생활을 잠깐 했다.

모범적인 남편을 만나 멋진 가정을 꾸렸다.

그는 정숙한 아내의 표본이었다.

'안나 카레니나'의 안나처럼…

행복한 결혼 생활이 기다리고 있었다.

그런데 결혼 후 자주 아팠다.

첫 아이를 낳자 산후 우울증이 생겼다.

두 번째 출산 후 여러 가지 병들이 왔다.

세 번째 아이를 낳자 중병 환자가 되었다.

나이 53세, 그는 30여 년간 현모양처로 살았다.

수녀보다 성녀에 더 가깝게 살았다.

어느 날, 그는 자신의 투명한 모습을 보았다.

짜증과 분노가 일어났다.

그는 평생 남의 평판 위에서 살았다.

평생 병과 약을 끼고 살았다.

먹는 약을 탁자에 올려놓았다.

당뇨약, 고지혈증 약, 우울증 약, 고혈압 약, 지방간 약, 갱년기 약, 종합 비타민, 각종 영양제…
10여 종류의 약이 산처럼 쌓였다.
의사, 방송 매체, 이웃이 권하는 약이나 건강식품을 거의 다 챙겨 먹었다. 이렇게 많은 약을 먹는데 이렇게 많은 곳이 아프다니…

그가 하느님에게 물었다.
"이렇게 많은 약을 먹는데 왜 이렇게 아프지요? 평생 이러다 죽나요?"

티베트에 겨울 목장이 있다.
날씨가 추워지면 고산지대에 사는 야생 야크가 먹이를 찾아 마을로 내려온다. 야생 야크들은 마을 사람들이 기르는 가축 야크와 섞여 지낸다. 야생 야크와 가축 야크 사이에 새끼 야크가 태어난다.

봄이 되면 야생 야크는 제 고향으로 올라간다. 새끼 야크는 마을에 머물며 가축 야크와 지낸다. 새끼 야크는 2년이 지나면 황소만한 덩치가 된다. 야성이 나온다.
야생 말은 조련사가 다루면 몇 시간 만에 가축 말이 된다.
그런데 야생 야크는 가축 야크로 길들일 수 없다.

너무 사나워 사람이 다룰 수 없다.

마을 사람들은 야생동물 보호관과 같이 야생 야크를 제 삶터로 보낸다. 야생 말은 길들여도 야생 야크는 길들일 수 없다.

그는 야생 야크였다.

"먼저 약을 끊으세요. 그다음, 마음대로 사세요."

"한약은?"

"약을 안 먹는 게 약이에요. 한약이건 양약이건 당신의 약은 자유입니다. 길을 떠나세요."

그날 저녁, 그는 남편에게 선언했다.

"이혼합시다."

뜬금없는 소리에 남편은 멍하니 그를 보았다.

"뭔 소리야!"

"여러 말 말고 내일 이혼하러 가자."

부인이 하도 강하게 나가자 남편이 생각할 시간을 원했다.

"한 달만 생각하고…"

"안 돼!"

"일주일…"

그들은 일주일 후에 다시 토의를 했다.

"이혼은 안 한다. 다만 이혼한 것처럼 일체 참견을 안 하며 산다."

두 사람은 합의서를 쓰고 도장을 찍었다.

그는 자유를 찾았다.
옷의 해방, 그는 명품 옷 감옥을 나왔다.
집의 해방, 그는 좋은 집에서 나왔다.
먹거리의 해방, 그는 아무거나 먹었다.
교양과 품위의 해방, 그는 교양과 품위를 버렸다.
그는 무조건 집을 나왔다. 옷은 거지 패션을 하고 머리는 미장원에 가 가장 미친년에 가까운 모습으로 만들었다.

네팔로 갔다.
완전 거지꼴로 다니니 세상이 편했다.
아무거나 먹어도 되고 아무데서나 자도 되었다.
남자들이 그를 미친년으로 여겨 비실비실 피했다.
전에는 남자를 보면 혹시 하고 두려웠는데 이제는 상황이 변했다. 남자들 틈에서 자도 아무 거리낌이 없었다.

그는 20여 년간 앓던 병과 그가 먹던 약을 반추했다.
그는 뚜껑에 구멍이 없는 주전자였다.
팔팔 끓는 주전자에 수증기가 나갈 구멍이 없으면 터진다.
그는 폭발 직전에 필요한 처방을 찾았고 '자유'라는 비방을 얻었다.

환갑 나이에 거지꼴을 하고 히말라야 트레킹을 했다.
동양 사람들은 아무도 그를 거들떠보지 않았다.
특히 한국 사람은 다 그를 피했다. 오히려 무서워했다.
뉴욕의 빈민가에는 대낮에도 젊은 여자가 다닐 수 없는 곳이 있었다.

어느 날, 젊은 여자가 이 지역을 아무 탈 없이 지나왔다.
주위에서 물었다.
"정말 거기를 지나 왔어요?"
"정말 아무 일 없었어요?"
"내가 그들에게 접근해 웃으면서 그들의 거시기를 만지려 드니까 다 도망가던데…"
아무리 흉악한 자도 미친 여자를 보면 무서워한다.

미친 체, 바본 체 하는 게 이 풍진 세상을 사는 최고수의 경지다. 그런데 유럽에서 온 젊은이들은 그가 늙었는지 거지꼴인지 분간을 못 했다.
오히려 최첨단 패션 디자이너나 새로운 히피로 여겨 신기해했다.
이들이 그에게 작업을 걸었다.
야생 야크.
그의 남편은 대학 교수로 겉보기에는 멀쩡한 알코올 중독이었다.

30년간 애 3명 만드는 것 이외에는 부부관계가 거의 없었다.

그런데 백인 젊은이와 모처럼 관계를 하자 공중부양하듯 새로운 세계가 열렸다. 그가 모든 위선에서 해방되자 엄청난 육체를 가진 여자로 변했다.

그는 섹스 기관차였다. 원더우먼이었다.

그동안 전혀 이해할 수 없었던 어우동을 이해할 수 있었다.

그는 우기에는 방콕에 가 청소년들에게 한국어를 가르쳤다.

다시 건기가 되면 희말라야 트레킹을 하면서 백인 젊은이들과 우호를 다졌다.

아프리카 흑인들도 만나고 늙은 백인도 아시아 인도 만났다. 전 세계 남자들과 골고루 교류했다.

주위에서는 미친년, 썩을년 하면서 다 부러워했다.

"얘들아! 정조는 윤리나 도덕이 아니야."

"그럼 뭐냐?"

"그냥 취향일 뿐이야."

그가 집시 같은 생활을 한지 6년이 지났다.

2년에 한 번, 한국에 와 남편과 자식들을 보았다.

그동안 알코올에 찌든 남편은 유명대학 교수가 아니라 비루먹은 늙은 개, 생식 능력 없는 용도 폐기품이 되었다.

"저런 것을 사내라고 살다니…" 악몽이었다.

그는 30대처럼 튼튼했다. 오히려 30대보다 더 건강했다.
그는 죽는 날까지 지금의 생활을 계속할 마음이다.
최근, 그가 말했다.
"서양 애들은 제가 70세가 다 된 할멈인 줄 몰라요."
그러면서 말을 이었다.
"제가 10년만 더 일찍 자유를 찾았으면 좋았을 텐데…"
"욕심이 지나쳤지요?"

그는 세상에 나가 무수히 많은 그릇을 깼다.
많은 그릇을 깨 봐야 세상을 알 수 있다.
실수와 실패 없이는 세상을 모른다.
앉아 있는 영웅보다 돌아다니는 거지가 낫다.
그릇을 안 깨면 세상을 알 수 없다.
무수히 많은 그릇을 깨며 앞으로 나가는 것…

이것이 자유다.
이것이 진화다.

19

음양 이론

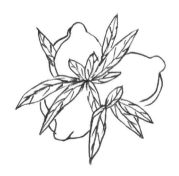

철기 사용을 시작한 기원전 540년쯤 중국 한나라의 도교주의
자는 새로운 음양 이론을 주창했다.
"사슴의 뿔 분말, 삼나무 씨앗, 구기자, 질경이, 애기풀, 오미자,
오리나무 더부살이…
이 약제를 분말해 4g을 물에 타 마셔라."

이것은 정력은 키우지만 사정은 억제하는 처방이다.
정력제를 먹고 사정을 억제하다니 이해가 가?
바람직한 성행위는 여자는 가급적 오르가슴에 많이 오르고 남
자는 사정을 억제하는 것이다.
위의 약제들은 정력은 크게, 사정은 적게 하는 비방이다.

기(氣)는 생명 에너지다.
남자의 양기는 정액, 여자의 음기는 질 분비물이다.
음기는 한없이 사용해도 되지만 양기는 함부로 사용하면 안 된
다.
양 에너지는 한정된 자원이다.

도교 신봉자들은
"섹스란 남자가 여자의 음기를 흡수하는 행위다.
여자들에게도 이득이 많다.

여자의 음기는 성행위를 해 오르가슴에 도달할 때 활성화된다.
여자는 폭발할 때 최고의 에너지가 생성된다."

프랑스 영화감독 장 자크 아노는 '장미의 이름', '연인' 등 많은
영화를 만들었다.
감독의 꿈은 여자 주인공이 남자 주인공과 섹스를 하면서 빅뱅
같은 대폭발을 일으키는 장면을 찍는 것이다.

그런데 그들은 억수로 많은 영화를 만들었지만 빅뱅 현상은 찍
기 힘들었다.
여배우들이 생각보다 덜 섹시한 탓이었다.
'요란한 잔치에 먹을 게 없다.'였다.

도교에서는 양기와 음기가 잘 조화된 상태를 최고의 섹스로 친
다. 남자들은 자위 행위를 할수록 손해지만 여자들은 많은 자
위 행위를 해도 상관없다.

왜 그럴까?
양기와 음기의 차이다.
기원전 도교의 섹스관이나 과학적으로 분석한 현대의 섹스관
이나 별 차이가 없다.

21세기다.

음양 이론이 비과학적이라고 생각하는 사람은 무지한 사람, 멍청한 놈이다.

20

간경화가 불치라고?

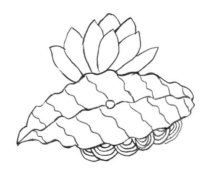

중국 동포가 일본에서 왔다.

길림성(지린 성)에서 자수공예를 하던 여인이다.

자수공예는 가만히 앉아 하는 거라 쉬운 줄 알았더니 하루 12시간~18시간을 신경 쓰는 고된 일이었다.

1994년, 병원에서 간경화 초기 진단을 받았다.

당시 길림성은 낙후 지역이었다. 변변한 의료시설이 없었다.

병원에서는 지네를 계란에 섞어 먹으라는 처방을 내렸다.

발과 꼬리는 떼고…

주위에서 단고기와 닭고기를 권했다.

단고기는 개고기다.

한 주에 두 번쯤 먹었다.

그런데 고기를 먹으면 기운이 더 떨어지고 피곤했다.

기운이 생기라고 고기를 먹는데 왜 거꾸로 기운이 떨어질까?

간이 나빠져 동물성 단백질의 분해 능력이 떨어졌기 때문이었다.

당 간부들과 일본에 갈 기회가 있었다.

일본에서 자수공예를 하며 지냈다.

어느 날, 목에서 피가 나왔다.

간경화로 식도 정맥이 터졌다. 복수가 찼다. 간경화 복수였다.
일본 병원에서 식도를 묶고 이뇨제 처방을 받았다.
여러 해가 지났으나 점점 몸은 나빠졌다.

한국에 왔다.
화타식 섭생과 양생법을 실천했다.
1. 따듯한 숭늉을 꼭꼭 씹어 먹었다.
2. 림프절 연고를 옆구리, 식도, 아픈 곳, 아랫배, 요추 선골, 고관
   절에 바르고 마사지를 했다.
3. 몇 가지의 채소와 과일을 먹었다.
   약간 익힌 것을 껍질과 씨를 빼고 먹었다.(칼륨이 많은 사과, 바
   나나, 토마토 따위를 먹지 않았다. 감초, 산수유같은 한약재도 칼륨이
   많아 조심했다.)
4. 식물성 위주의 식사를 했다.
5. 탕약은 오령산에 산사 백모근을 추가했다.

천천히 이뇨제를 줄였다.
출장식 호흡을 하면서 햇빛 속을 걸었다.

복수의 원인은
1. 해로운 식사와 과식
2. 스트레스, 내가 살 수 있을까? 하는 언짢은 생각…

3. 과로, 지나친 일이나 과도한 운동

   자기에게 알맞은 운동량이 다 따로 있다.

   식이요법, 스트레스 다스리기, 과로를 잘 조절하면 간경화가

   죽을 병에서 살 병이 된다.

동포 여인이 나에게 온 지 8년이 지났다. 꾸준히 약을 먹었다.

그는 자수공예의 국제적인 장인이 되었다.

"한약을 오래 먹으면 간을 해친다고 하지요. 오히려 한약을 오

래 먹어야 간을 살리고 신장을 살려요."

21

섭생편

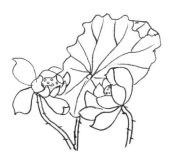

죽을 병에 걸린 사람들에게…
'부귀와 영화를 잃으면 조금 잃는다.
건강을 잃으면 거의 다 잃고 용기를 잃으면 몽땅 잃는다.'

용기를 가지고 올바른 양생법과 섭생을 찾자.
뜻이 있는 곳에 길이 있고 병 있는 곳에 약이 있다.

양생은 올바른 마음가짐이고 섭생은 올바른 음식 섭취다.
먼저 섭생에 대해 따져보자.
당신이 먹는 게 당신이다.
무엇을 어떻게 먹느냐가 존재를 규정한다.
섭생이 현재의 당신과 미래의 당신을 지배한다.

☆ 숭늉 만들기

1. 귀리 보리 밀(가급적 겉껍질을 벗긴 것) 백미를 자기 취향에 맞게
   섞어 밥을 짓는다. 백미는 진창미가 좋다. 동의보감에 의하면
   "진창미는 창고에 들어있는 묵은 쌀이다. 비장을 돕고 갈증,
   심번, 설사, 이질을 다스린다." 고 기록돼 있다.
   가급적 진창미를 80% 이상 넣을 것.
2. 이 밥으로 누룽지를 만든다.

이 누룽지를 80%~90% 태운다(보통 커피는 60%~90% 태운다).
이 탄 누룽지를 작은 입자를 만든다. 그릇에 거름망을 놓고
이 누룽지를 넣는다. 여기에 뜨거운 물을 부어 우려낸다.
커피색의 검은 물이 나올 때까지 수차례 우린다.
보온병에 넣고 따듯하게 수시로 먹는다. 이 숭늉은 몸의 독소
를 배출하여 혈관을 깨끗하게 하는 기능이 있다.

현대인에게 제일 무서운 병은 암과 중풍이다.
이 병들은 다 혈관이 지저분해서 생긴다. 혈관의 길이는 10만
km이다. 지구 두 바퀴 반이다. 검은색 숭늉이 혈관을 깨끗하
게 하고 맑은 혈액이 흐르게 하는 데 큰 역할을 한다.

커피는 무색무취의 콩이다. 이걸 새까맣게 볶은 걸 전 세계가
먹고 있다. 석유 다음으로 교역량이 많다. 커피는 까맣게 태워
먹는 콩이다.

이것보다는 화타식 숭늉이 100배 이상 건강에 좋다.
동의보감에는 '비화음' 과 '창름탕'이라는 처방이 있다.
진창미가 주 재료다.
'비화음'은 위가 약해 음식 소리만 들어도 구역질이 나고 약을
먹기는커녕 약이라는 말만 들어도 욕지거리가 생기고 병원, 의
사, 한의사, 약사 이야기만 나와도 거부 반응이 일어나는 사람

에게 필요한 처방이다.

처방 내용은 '인삼, 백출, 백복령, 신곡 4g, 곽향, 진피, 사인, 감초 2g, 생강 3쪽, 대추 2개, 진창미 1합'이다.

복룡간에 물을 붓고 거품을 일게 한 다음 위 약초를 넣고 끓여 하루 3번 차갑게 해 마신다.

이 처방의 핵심은 진창미와 복룡간이다.

복룡간이란 무엇인가?

글자 그대로 엎드려 있는 용의 간이다. 오래된 아궁이 밑에 눌어 붙은 시커먼 흙을 복룡간이라 했다. 탄소 덩어리다.

동의보감에는 '복룡간이 가슴 답답한 것을 풀고 임산부 하혈, 전염병, 출혈, 해역에 좋다.'고 했다.

검게 탄 숭늉과 효능이 같다. 유사한 것으로 백초상이 있다.

오래된 솥 밑에 있는 검댕이다.

소화, 하혈, 황달, 학질, 구설창에 도움이 된다.

이렇게 말하면 바보라도 '검은색 숭늉이 몸에 참 좋구나.' 하고 고개를 끄덕끄덕 한다.

예전에는 쌀이 부족해 묵은 쌀이 없었다.

1980년 대에 와서 쌀 자급을 할 수 있었다.

쌀이 부족하던 시절, 양반집이나 부잣집에서는 몰래 쌀을 묵혔다.

귀한 손자가 몸이 허약하고 식욕이 없으면 산삼 녹용 같은 보약보다 먼저 이 묵은 쌀로 밥을 해 먹였다.

궁중에서는 숭늉을 마셨는데 누룽지를 다시 끓여 건더기는 버리고 물만 마셨다. 항암 치료를 받다 기력이 없는 사람은 음식은커녕 물도 넘기기 어렵다.

이때 화타식 숭늉을 마시면 기력이 돌아오고 음식을 먹을 수 있다.

'창름탕'은 '인삼패독산+황련 4g, 연육 7개, 진창미 300개, 생강 3쪽, 대추 2개'로 구성된 처방이다.

이질 설사로 가슴이 답답하고 수족에 열이 있고 두통이 나는 것을 치료한다.

이 증상이 생기면 독기가 심장과 폐에 차 구역질이 나서 음식을 먹지 못한다.

이 처방에도 진창미가 한몫을 한다.

모든 약의 으뜸은 산삼이나 녹용, 사향 따위가 아니라 진창미와 복룡간의 장점이 조화된 '화타식 숭늉'이다.

음식으로 고칠 수 없는 병은 약으로 고칠 수 없다.

질병 치료의 첫 단계는 올바른 음식이고 이 음식의 핵심이 숭늉이다. 숭늉이 만병통치약이다.

어느 질병이건 일단 화타식 숭늉을 먹어 몸의 독소를 배출하자.

혈관을 청소하자.

질병에서 해방되는 첫걸음이다.

전국 양곡 창고에서 천덕꾸러기 취급을 받는 묵은 쌀이 귀한 보배다. 유리 조각인 줄 알았는데 다이아몬드다.

성경에는 20여 곳에 태운 곡식 이야기가 있다.

상처가 난 곳에도 태운 곡물을 발라 치료했다.

이제는 공장 제품인 화공 의약품에서 농산물인 자연 의약품으로 생각을 바꿀 때가 되었다.

100세 시대다.

건강하게 오래 살 비방은 '화타식 숭늉' 에 있다.

"Best is simple"

뉴턴의 말이다.

22

명상 A

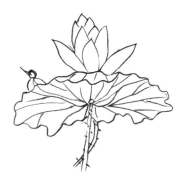

현대 명상은 '마음 챙김(Mindfulness)' 명상이다.

명상은 왜 하나?

명상을 하면 밥이 생기나 떡이 생기나…

개나 소나 다 힐링, 명상을 떠벌린다. 도대체 명상이 뭐냐?

현대인은 많은 정보 속에서 살아간다.

우리의 뇌는 'TMI'로 허덕인다. 'TMI(Too Much Information)', 너무 과도한 정보가 뇌에 접속하면 우리 뇌는 지치고 사고는 편협해지고 시야는 좁아진다. 한마디로 '정보 노예'가 된다.

명상을 하면 행복과 사랑의 뇌 신경 물질이 많이 분비된다.

세로토닌과 옥시토신이 그것이다.

쥘 르나르는 아침에 눈을 뜨면 묵상했다.

"눈이 보인다. 귀가 즐겁다. 몸이 움직인다. 기분도 좋다. 고맙다. 인생은 아름답다." 그는 '홍당무'를 쓴 프랑스 작가다.

유태인 젊은이 '유발 하라리'를 보자.

명상은 아무것도 안 하는 게 목적이다.

실재가 무엇인지 파악하는 수련이다. 결가부좌를 하고 날숨과 들숨에 집중해 보면 1분도 안 돼 수십 가지 생각들이 호흡의 집중을 방해한다.

단 1분도 안 돼…

'내 집 값이 오를까? 북미 관계가 어찌 될까?

시진핑은 생각이 얼마나 깊을까? 이명박은 감옥에서 뭘 생각을 하려나… 김정은이는 핵무기를 포기할까? 트럼프는 언제까지 아무렇게나 말해도 되려나.' 등등 수많은 잡념을 한다.

내가 내 삶의 주인이 아니라 잡념이 내 주인임을 느끼는 순간 명상의 가치를 발견한다.

유레카! 다른 세상이 열린다.

호흡 집중에 훈련이 되면 머릿속에 꽉 차 있던 쓰레기들이 사라지고 텅 빈 공간이 생긴다.

아무 목적도 아무 생각도 없는 상태에서 참된 내가 나온다.

우리 감각과 마음은 서로 연결되어 있다. 불쾌한 감각은 불쾌한 마음을, 즐거운 감각은 즐거운 마음으로 이어진다.

사람들은 수많은 분노를 느낀다.

내 안의 어떤 감각이 내 분노를 이끌었을까?

분노를 없애려면 나를 바꿔야 한다. 무수히 많은 상대를 바꾸려고 기 쓰지 말고 나를 바꿔라.

그 많은 분노 유발자를 어떻게 처치해? 내가 변해야지.

잡념과 분노 속에 빠져 있는 한 아무리 좋은 건강법이나 양생법도 '개 밥의 도토리요 호랑이 앞의 산삼'이다.

하라리는 20년 간 명상호흡을 했다. 밥은 안 먹어도 명상은 했다. 출장식 호흡을 했다. 하루 두 시간씩 했다.
새벽에 한 시간, 자기 전에 한 시간…
그는 명상호흡을 하면서 '사피엔스'와 '호모 데우스'를 썼다.
그는 이 두 권의 책으로 42살에 21세기 최고의 문명비평가가 되었다.

그는 유태인 가정에서 태어났다.
유태인 율법학자 랍비가 "나쁜 일을 하면 구름 위의 신이 벌을 내린다."는 말을 들으면서 자랐다. 철이 나 다시 생각했다.
그 말은 신의 말이 아니라 랍비의 말이었다.

소비하면 행복해진다는 자본주의 신화를 모두 찾아 읽었지만 이것은 자본가나 그 하수인이 만든 허구였다.
인생의 의미와는 전혀 관계가 없었다.
그는 유태인이지만 인간이 만든 특정 종교는 믿지 않는다.

'하루 종일 참선방에 앉아 화두를 잡고 참선하는 것은 문제가 크다.' 고 추사 김정희가 말했다.
참선을 위한 참선, 명상을 위한 명상, 직업적 참선, 직업적 명상은 문제가 있다는 게 추사의 견해였다.

23

명상 B

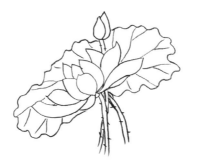

추사(秋史)는 죽는 날까지 일했다.

정확하게 숨을 거두기 3일 전까지 생활을 했다.

그는 일을 수행의 최고의 경지로 여겼다.

우리나라 참선 방에서는 주로 간화선을 한다.

간화선은 화두를 들고 가만히 앉아 참선하면서 진리를 깨닫는 선이다.

추사는 간화선을 심하게 비판했다.

도대체 가만히 앉아서 진리를 깨치다니…

추사는 죽기 직전, 나이 70세에 봉은사 현판 '판전'을 쓰고 과천 집에 갔다.

시간이 없으면 기상 직후 30분, 취침 전 30분간 출장식 호흡을 해도 좋다.

처음에는 3초 내쉬고 2초 들이마신다.

숙달되면 4초:2초 비율로 하다가 8초:4초까지 늘려나간다.

1분에 한 호흡이 목표다.(40초 내쉬고 20초 들이 쉰다.)

60대가 되면 인구의 50% 이상이 고혈압으로 고생한다.

혈압약의 복용은 불가피한 선택이지만 사람에 따라 만만치 않은 부작용이 생긴다.

출장식 호흡을 하면 고혈압 환자는 100일 이내에 10년 먹던 혈압약을 끊을 수 있다.

저혈압 환자는 문제가 더 많다.
약이 없다. 현대의학의 사각지대다.
멀쩡한 사람이 자다 죽는 게 이런 경우다.
3:2의 출장식 호흡을 하면 저혈압이 정상 혈압으로 바뀐다.
최소 하루 한 시간 이상 100일은 해야 효과가 나온다.

출장식 호흡의 고수 박희선 박사 부부가 100살 가까이 건강하게 살았음을 기억하라.(그는 1분에 1호흡을 했다.)
100살까지 사는 게 중요한 것이 아니라 죽는 날까지 건강하게 사는 게 중요하다.

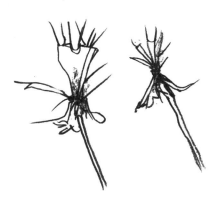

24

명상 C

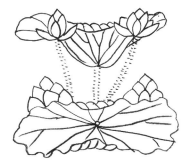

참선은 깊은 산속에서 고승들이 득도를 위해 수행하는 방법의 하나다.
석가모니는 보리수나무 아래에서 위파사나 호흡을 하면서 해탈의 경지에 갔다.

뜨개질은 방직 기술이 없던 시절 아녀자들이 호롱불 아래에서 털실로 옷을 한땀 한땀 뜨는 지루한 작업이었다.
과도한 노동으로 목디스크, 견비통이 생겨 고생한 아낙네가 많았다.

지난 평창 올림픽 때, 핀란드 선수들은 자주 뜨개질을 했다.
스노보드 남자 선수가 출발 직전까지 뜨개질을 했고 그 옆에서 코치도 뜨개질을 했다.
심리 코치가 선수들의 마음을 안정시키고 집중력을 높이기 위해 제안한 훈련이었다.

어느 목사는 기도에 집중이 안 될 때 낚시터에 간다.
밤새 낚시를 해 물고기 서너 마리를 잡았다가 놓아준다.
아침에 집에 오면 맑은 마음으로 목회를 한다.

낚시터는 백색소음의 집합소다.

파도 소리, 바람 소리 따위는 우리의 마음을 맑게 한다.
엄마 뱃속에 있던 때와 같은 편안함을 느낀다.
이런 소리를 백색소음이라 한다.
한국인의 취미생활 첫 번째가 낚시인 이유도 고달픈 현대생활을 반영한다.

불치병을 진단받은 환자는 머리 속이 복잡하다.
"과연 병원 치료로 내 병이 나을까?"
"대체의학으로 살 수 있을까?"
그가 고민하는 사이에 그의 몸은 극도로 나빠진다.
잘 먹고 잘 다니고 잘 자던 사람이 고약한 진단을 받으면 갑자기 잘 먹지도 못 하고 잘 다니지도 못 하고 불면증으로 밤새 고민을 한다.

큰일을 앞두고 많은 생각을 하면 머리가 혼란해진다.
잡념이 많아진다.
그래서 힐링이 필요하다.
힐링은 생각을 멈추기다.
머릿속의 쓰레기를 비우기다.
번뇌 망상은 다 이 쓰레기의 부산물이다.
사람에 따라 힐링 방법이 다르다.

명상, 낚시, 걷기, 뜨개질…
각자 자기에게 맞는 것을 찾아 힐링을 하자.
생활 속에서 힐링을 찾자.

25

영혼

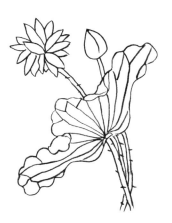

멋지게 사는 게 중요하다.
그러나 멋지게 죽는 것도 중요하다.

면암 최익현은 조선 말기의 대학자이다.
대원군이 절대 권력을 휘두를 때 그의 부패를 상소해 제주도로
귀양을 갔다. 1875년, 제주도 유배가 풀렸다.
면암은 한라산을 바라보았다.
동네 사람들은 오를 수 없는 높은 산이라고 했다.
은하수를 잡아다닐 만큼 높은 산…
갈 수 없는가? 아니면 가지 않는가?
면암은 일행들과 한라산을 올랐다. 등산화 아닌 짚신을 신고…

그는 '유한라산기'를 썼다.
다시 백록담 가로 돌아와 보니 하인들이 이미 밥을 지어놓고
기다리고 있었다. 밥을 나누어 먹고 물도 번갈아 마시는데
"이 맛은 신선이 먹는 금액옥장이 아니냐?"고 했다.
고향에 돌아온 면암은 신선같은 삶보다 고난의 길을 택했다.
후학을 기르며 정부의 잘못을 지적하는 상소문을 수없이 올렸다.

1905년, 일본 정부가 대한제국에 강도짓을 했다.
이짓을 을사늑약이라고 했다.

면암은 무장단체를 꾸려 일본군에 대항했다. 그는 일본군에게
패했다. 일본군 포로가 된 면암은 대마도로 끌려갔다.
대마도로 끌려가면서 버선 속에 흙을 잔뜩 넣었다.
왜놈 땅은 조금도 밟지 않겠다는 면암의 뜻이었다.
대마도 감옥에서 그는 왜놈들에게 선언했다.
"일본 놈들의 것은 밥은커녕 물 한 방울도 먹지 않겠다."
일체 먹기를 거부한 면암은 14일 만에 죽었다. 그의 나이 74세였다.

미국의 자연주의자 스콧 니어링은 여든 살에 자신의 '죽을 계
획'을 썼다.
"나는 죽을 때 병원이 아니고 집에 있기를 바란다."
"어떤 진통제 마취제도 필요 없다."
"가장 가까운 사람들에게 존중받으며 가고 싶다."
니어링은 백 살 생일이 다가오자 단식을 했다.
그리고 3주 만에 죽었다.
니어링의 아내는 기록했다.
"그는 하루 일과를 마치고 휴식을 취하듯 편안하게 갔다."

1987년, 시인 천상병은 서울대병원에서 간경화 말기 진단을 받
았다. 그냥 나가라고 했다. 더 이상 가망 없다는, 곧 죽는다는
소리였다.
병원에서 나온 그는 대학로에서 뛰노는 애들을 보고

"고놈들! 귀엽네." 했다.

자기 병, 자기 죽음에 대해서는 전혀 신경 쓰지 않았다. 그를 고문해 죽음에 이르게 한 군사정권에 대해 한마디 불평도 없었다. 그의 배는 만삭의 부인처럼 불룩하고 바위처럼 단단했다. 숨쉬기도 힘들었다. 수시로 나오는 설사로 외출도 힘들었다. 그는 포천 막걸리 병에 생수를 넣어 마시면서 한 마디씩 했다.

"술맛 좋다."

그는 양지바른 곳에 앉아 아이들이 노는 모습을 보는 게 낙이었다. 삶과 죽음을 하나로 여긴 그는 5년을 더 살다가 떠났다. 그의 시 '귀천'처럼 지내다 갔다.

나 하늘로 돌아가리라.
새벽빛 와 닿으면 스러지는
이슬 더불어 손에 손을 잡고,

나 하늘로 돌아가리라.
노을빛 함께 단둘이서
기슭에서 놀다가 구름 손짓하면은,

나 하늘로 돌아가리라.
아름다운 이 세상 소풍 끝나는 날,
가서, 아름다웠다고 말하리라.

26
한 모금의 물, 생명수

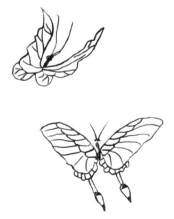

한마디 말이 기분을, 분위기를, 세상을 바꾼다.
한마디 좋은 말은 이웃을 사랑하고 좋은 세상을 만든다.
한마디 나쁜 말이 이웃을 죽이고 핵전쟁을 일으킨다.

하늘에서 내리는 눈은 얼핏보면 다 같지만 현미경으로 보면 다 다르다.
물의 결정체도 마찬가지다.

일본학자 에모토 마루는 물의 모양을 연구했다.
육각수는 사랑과 감사가 들어있는 물이다.
'악마' 소리를 듣자 물은 공격 형태가 되었다.
말이 씨가 된다.
좋은 말은 천사를 만들고 천사 같은 물을 만든다.
나쁜 말은 악마를 만들고 악마 같은 물을 만든다.

숭늉을 사랑하자.
좋은 물이 최고의 명약이다.
인간은 수정체일 때 99%의 물, 태어날 때 90%의 물, 성인은 70%의 물, 죽을 때 50%의 물이다.
아프거나 죽는 것은 물 부족이다.
좋은 물의 결핍이다.

예전에 우리 할머니, 어머니는 새벽에 정화수를 떠 놓고 기도했다. 이 정화수는 천사의 물이 됐다.
숭늉을 천사 대하듯 하면 천사 숭늉이 된다.

예수의 물이 기적의 물인 이유는 예수의 사랑과 환자의 사랑이 들어가 있기 때문이다.
곧 죽을 사람이 천수를 누리고 멀쩡한 사람이 죽는 이유가 바로 여기에 있다.
천사의 물을 먹느냐? 악마의 물을 먹느냐?의 차이이다.
너무 비과학적이라고? 말도 안 된다고?

칼 세이건은 40년 전에 '코스모스'를 저술했다.
아직도 그의 이론이 유효하다.
"인간을 구성하는 물질의 성분은 저 멀리 반짝이는 별을 구성하는 물질의 성분과 같다."

코스모스는 이렇게 시작한다.
인간이나 자연이나 같은 성질이 있다.
뉴턴의 제3법칙은 작용 – 반작용 법칙이다.
이 법칙은 인간과 인간, 자연과 자연, 인간과 자연에서도 똑같이 적용된다.
인간이나 자연이나 한 나무의 가지이다.

우리 조상이 정화수를 떠 놓고 기도를 드린 것은 정화수를 최고의 기적 수(水)로 만드는 행위였다.

우리가 따뜻한 숭늉에게 사랑을 보내면 숭늉도 우리 몸에 유익한 건강수가 돼 보답을 한다.
숭늉을 사랑하면서 먹으면 좋은 물이 된다.
숭늉을 정화수 받들 듯 모시며 마시면 기적의 물이 된다.
다 같이 기적 수를 만들자.

27

죽을 때까지 일하다 잠자듯
죽는 게 으뜸이야

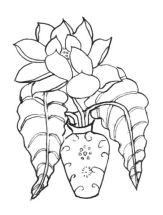

금년 노벨 물리학상 수상자는 벨 연구소 직원이다.

나이가 96세다.

그는 족집게를 개발했다.

이 족집게는 바이러스나 세포 같은 작은 물체를 잡는 레이저 빔이다. 사람들이 그걸 만들려고 하자 미친 짓이라고 했다.

그도 처음에는 그런 생각이 들었다.

새로운 길은 누구나 의심한다.

전국의 택시 기사 중 90세가 넘는 사람은 얼마나 될까?

237명이다. 믿을 수 없다.

더구나 최고령 기사는 92세다.

70살쯤 되면 슬슬 놀면서 노후를 즐기는 게 바람직한 삶이라고 한다.

노는 게 즐기는 걸까?

다 개소리다.

자다가 봉창 두드리는 소리다.

귀신 씻나락 까먹는 소리다.

65세부터 노인이다.

택시기사의 27%인 7만 2,800명이 노인이다.

이제 65세는 '한창 일할 나이'다.

일을 해야 건강이 유지된다.

벨 연구소에서 일하는 아서 애슈킨 박사는 금년 96세다.

그는 입자나 원자, 바이러스 같은 작은 물질을 잡는 기계를 만들어 노벨 물리학상을 받았다.

동물은 죽기 직전까지 사냥하고 성행위를 한다.

제 밥벌이를 못하는 동물은 죽을 수밖에 없다.

사냥을 못하는 동물은 도태된다.

에스키모인도 밥벌이 능력이 없는 사람은 버리고 이동했다.

아버지건 할아버지건 할머니건 어머니건 예외가 없었다.

미국의 작가 '잭 런던'은 삶에서 소재를 구했다.

그의 작품 '삶의 법칙'은 사냥 능력이 없어 다 떠나는 가족을 보면서 남아있는 노인의 삶을 그렸다.

"그는 모닥불을 쬐면서 죽음을 기다린다.

주위에는 늑대들이 빙빙 돈다.

모닥불이 꺼지기를 기다리면서…

사냥 능력이 없는 노인은 다 이렇게 임종을 맞이한다."

제 밥벌이를 하는 동물은 섹스 능력이 있다.

밥벌이와 섹스 능력은 건강한 삶의 양대 축이다.

이 축이 튼튼하면 100살이건 200살이건 청년이다.

30, 40, 50대는 활활 타오르는 화산이다.

그런데 반딧불 정도의 화력을 가진 젊은이가 많다.

노력하면 누구나 장작불이 될 수 있다.

28

운동하라고?
술 담배 하지 말라고?

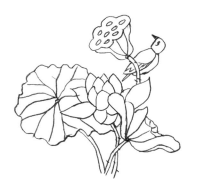

영화 '다키스트 아워'는 별다를 것 없는 보통 남자가 영웅이 되는 윈스턴 처칠의 이야기다.

그는 늦게 일어나 누워서 일 처리를 하고 온종일 줄담배를 피우고 위스키를 물처럼 마셨다.
그는 거의 걷지 않았다.
열 걸음 이상은 차를 타고 움직였다.

그런데 이 늙고 뚱뚱한 알코올 중독자 처칠이 미치광이 히틀러가 지구를 정복할 재앙을 막았다.
처칠은 대중의 눈치를 보지 않았다.
인기에 영합하지 않았다.
여기저기 찾아다니며 울지도 않았다.
그는 대중을 이끌었다.
이 별다를 것 없는 남자는 의사들이 해서는 안 된다는 짓만 골라 하며 살았다.
91살에 죽었다.

프랭클린 루즈벨트 대통령도 성인이 돼 소아마비를 앓았다.
그는 20년간 휠체어에 앉아 뉴욕 시장과 미국 대통령을 했다.
걷기는커녕 앉아 있기도 힘들었다.

의사가 말했다.

"내 평생 혈압이 220~180인 사람은 처음 보았다."

내 친지는 어려서 하반신 마비가 되었다.

하도 가난해 병원에 갈 엄두도 못 내었다.

엄마가 업고 초등학교, 중학교를 마쳤다.

하체는 부실하지만 상체는 역도 선수 같았다.

약대를 나와 강남 변두리 서민 동네에 약국을 차렸다.

하루도 쉬는 날이 없었다.

환자가 줄을 섰다.

할아버지 때부터 남의 행낭살이를 했던 그는 자기 소유의 집이

제일 큰 소망이었다. 약국이 잘 됐다.

그는 다섯 달에 한 채씩 집을 살 수 있는 수입이 생겼다.

38년이 지났다.

그는 셀 수 없이 많은 집을 샀다.

그가 살던 동네는 명동에 맞서는 강남 요지가 되었다.

그는 가진 집들의 절반을 팔아 학교를 세웠다.

학교를 운영해보니 경비가 많이 들었다.

그는 경비가 필요할 때마다 집들을 팔아 메웠다.

학교를 운영한지 20년이 되었다.

이제는 그 많던 집들이 거의 없어졌다.

그는 50여 년간 약국 이외에는 거의 나들이를 안 했다.

해외는커녕 제주도도 안 갔다.

한 번도 비행기를 타지 않았다.

그의 나이 75세…

그는 지금도 하루 10시간 동안 환자들을 돌보며 지내고 있다.

한국판 '스티브 호킹'이다.

평생 아무 운동을 안 했지만 그는 100살까지 환자를 돌볼 힘이 있다.

'누우면 죽고 걸으면 산다.'가 무색하다.

'바른 마음을 먹고 열심히 살아야 오래 산다.'로 바꿔야 되려나
…

29

'너나 잘 하세요'

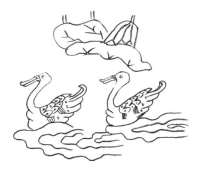

영화 '친절한 금자씨'에서 이영애가 감옥문을 나서면서 한마디
한다.
"너나 잘 하세요."

"티베트 사원에 있습니다." 스님의 전화였다.
그는 혈압이 올라 눈이 침침해 앞이 안 보이고 머리가 깨질 듯
아팠다. 가슴이 조였다.
히말라야 산속에 119 구급대가 있을 턱이 없다.
옆에 있는 늙은 스님이 그를 보았다.
노스님이 그에게 혓바닥을 밖으로 내밀라고 했다.
"더 밖으로… 더 밖으로…"
별안간 혀가 따끔했다. 즉시 혀에서 피가 흥건히 나왔다.
머리가 맑아졌다. 눈이 밝아졌다.
작은 컵에 30%쯤 피가 담겨 있었다.
설속심이라고 했다.
혀와 심장은 한배를 탄 동지다.

스님은 대학시절 격하게 운동권을 했다.
미친년 소리도 들었다.
대학 졸업 후 더 격하게 반정부 운동을 했다.
10년간 절반은 감옥에서 보냈다.

운동권의 파렴치와 탐욕에 실망한 그는 스님이 되었다.

불교 정화 운동에 앞장섰다.

10년간 치열한 정화 운동으로 스님의 몸이 만신창이가 되었다.

그동안 부조리와 싸우다 겪은 후유증으로 과체중, 당뇨, 고혈압, 심근경색증이 생겼다.

신장기능이 35% 내외였다.

티베트에 갔다.

사원에서 참선 수행을 했다.

깊은 히말라야 산속에서도, 참선 수련 중에도 부조리한 사회와 불교계의 비리가 머리에 떠오르면 혈압이 쭉 뻗쳤다.

혀에 침을 맞고 피를 빼내자 머리가 맑아지고 수련에 집중할 수 있었다.

이곳 불교 사원에서는 하루 한 끼만 먹었다.

낮에 한 끼를 먹었다.

먹고 싶은 것을 마음대로 먹었다.

40분간 천천히 씹어 먹었다.

40분 동안의 식사는 사원의 규율이었다.

스님의 일생은 불의와 싸우는 투쟁의 역사였다.

남의 잘못한 것만 따지는 투견이었다.

제 염통 터지는 것은 모르고 상대 발의 무좀만 나무랐다.

평생 핏대를 올리며 사니 자기 몸이 제일 큰 핏대 덩어리가 되었다.

스님은 일 년간 티베트 선방에 머물렀다.
하루 한 끼를 먹어도 더 이상 음식 생각이 나지 않았다.
체중이 28kg이나 줄었다.
스님은 그동안 분노를 엄청난 양의 음식으로 다독였다.
분노가 사라지자 식탐도 사라졌다. 질병도 없어졌다.
그는 더 이상 정부도, 종단도 욕하지 않았다.
누구도 욕하지 않았다.

"너나 잘 하세요."
참선 수련은 '너나 잘 하는 경지'로 가는 훈련이었다.

30

스트레스, 문제는 AQ다

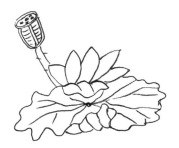

같은 병에 걸려도 누구는 죽고 누구는 산다.

죽을 사람이 살아나면 기적이라고 한다. 죽지 않을 사람이 죽으면 불운이라고 한다. 세상에는 기적도 불운도 없다.

환자의 치료는 의료진이 20%, 면역력이 80%를 부담한다.

면역력은 내 몸 세포에 들어 있다.

기적이나 불운은 다 면역력의 영역이다.

스트레스 근육을 키워라.

젊어서는 개고생을 해야 한다. 돈 주고 사서 해야 한다.

같은 크기의 스트레스를 당해도 '허리케인'처럼 느끼는 사람이 있는가 하면 '찻잔 속 태풍'으로 여기는 사람도 있다.

면역력의 강도 차이다.

뼛속에 강한 면역력이 있느냐? 없느냐?의 문제다.

독립운동가나 위안부 할머니들은 극심한 고생을 겪고도 90세가 넘게 산다.

그런데 평생 어려움 없이 살던 고위직 인물들은 어려움이 한 번만 닥쳐도 고층 건물에서 뛰어내리거나 한강 다리에서 뛰어 목숨을 내버린다.

 IQ나 EQ보다 AQ가 더 중요한 이유다.

996ICU는 '오전 9시부터 밤 9시까지 주 6일 일하다 중환자실

(ICU)에 실려간다.'는 뜻으로 중국판 워라벨 운동을 말한다.

IT업계의 고질인 초과근무를 비판하는 996ICU에 대해 알리바바 마윈 회장이 한마디 했다.

"젊어서 고생을 안 하면 언제 하냐?

초과근무가 지금의 오늘날 중국의 세계적인 기술 기업을 만들었다." 이어서 마윈은 말했다.

"996을 하고 싶어도 못하는 기업, 개인이 많다. 996을 할 수 있는 건 행운이다."

"젊었을 때 개고생을 안 해보면 언제 하냐?

평생 996을 해보지 않은 인생은 너절하고 찌질한 말년이 기다린다."

마윈은 이 말을 하고 엄청나게 봉변을 당했다.

"너는 부자가 됐으니 그따위 소리를 하지 우리 같은 사람은 하루 종일 뼈 빠지게 평생을 일해도 집 한 칸 장만 못한다."

"경제발전은 일부층만 혜택을 보고 있다. 나머지는 고생뿐이다."

억울한 서민층의 반발로 마윈은 빨리 사과하고 그의 말을 거뒀다. 그러나 속으로도 사과했을지는 알 수 없다.

전투기를 타고 전장으로 떠나는 조종사들은 큰 '아드레날린'이 생긴다. 흥분과 긴장 속에 있다.

머릿속에는 아무것도 없다. 진공이다.

죽음을 향하여 나아가는 사람들의 공통된 현상이다.

172

절벽에서 떨어지는 사람은 지상에 도착하기 전 공포로 이미 죽어 있다.

삶은 좌절과 공포의 연속이다.
먹느냐? 먹히느냐? 원시인의 삶은 21세기에도 이어진다.
이들을 잘 대처하는 사람들은 건강생명이 길다.
독립투사, 종교인, 예술인들은 대부분 장수한다.
뼈빠지게 일한 노동자나 농부가 90대에도 의연한 모습으로 지내는 것을 볼 수 있다.
그들은 60대에 암에 걸렸어도 별로 신경 안 쓰고 묵묵히 할 일을 한다.

암세포와 같이 30여 년의 세월을 지낸다.
부유하거나 유명한 사람들은 어려움이 닥치면 쉽게 좌절한다.
젊었을 때 개고생을 안 하고 온실에서 자란 탓이다.
불치병 진단을 받은 사람은 그 병세보다 공포로 죽는다.
공포의 해방, 공포의 극복…
이것이 약 복용이나 치료보다 중요하다.
젊어서 개고생을 사서 할 이유다. 개고생은 스트레스 근육을 단단하게 만든다.
스트레스 근육을 단련시키는 게 면역력을 키우는 길이다.

31

엉치뼈 타박상

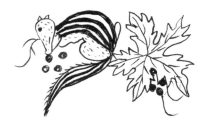

전원주택에 사는 친지가 개한테 물렸다.

자전거를 타고 가는데 집채만 한 개가 대들었다. 몸이 붕 떴다.

잠시 정신을 잃었다.

눈을 떴더니 사람들이 그를 내려다보고 있었다.

개와 개 주인도 있었다.

119 구급차를 타고 병원에 갔다. 응급실 인턴이 중얼거렸다.

"요새는 왜 개에게 물리는 사람이 많지?"

그는 엉치뼈를 다쳤다.

병원에서는 약도 없고 오로지 누워 있으라고 했다.

그의 아내가 병원 사진과 소견서를 들고 그 지역에서 엉치뼈에 관해 최고 권위가 있는 병원에 갔다.

전문가가 말했다.

"엉치뼈를 수술할 정도는 아니다. 6주간 똑바로 누워 있어라. 똑바로 누워 대소변을 받아라.

그다음 6주간 휠체어에서 움직여라."

병원에 입원할 수 없었다.

수술 안 한 환자는 퇴원하는 게 규칙이었다. 요양병원에 갔다.

거의 식구들이 내다 버린 환자들이 가득했다.

밤마다 앓는 소리, 기침 소리로 병실이 시끄러웠다.

가족을 떠나, 집을 떠나 환자 수용소에서 죽는 날만 기다렸다.
그는 석 달간 꼼짝없이 이 병원 신세를 지게 되었다.

늙은 아버지가 '산골'을 가져 왔다.
"뼈 붙는 데는 산골뿐이야. 현대의학이 아무리 설쳐도 산골을
따를 수 없지."
그는 산골을 처음 듣고, 처음 보았다.
산골은 자연동이다.
무악재 고개에는 임꺽정같은 산적패가 있었고 산골(자연동) 광산
이 있었다. 근처에는 산골여관이 있었다.
뼈를 다친 사람들이 머물며 산골을 먹었다.

황도연의 '방약합편'에는 "산골은 성질이 차다. 부러진 뼈를 붙
이고 열과 통증을 없앤다." 고 했다.
그는 아버지가 가져온 산골을 먹자 의사의 예상보다 한 달 빠
르게 사회생활에 복귀했다.
산골은 녹번이라 했다. 녹번동의 유래다.

일본 소설가 마루야마 겐지는 '농촌은 그런 곳이 아니다'에서
만만하게 자연을 동경하는 사람들에게 경고를 했다.
농촌은 담이 없고 문이 없고 자물쇠가 없는 곳이었다.
한 집에서 잔치를 하면 근처에 사는 사람들이 다 몰려와 같이

밥을 먹고 놀았다. 점심도 먹고 저녁도 먹었다.
마을에서 연기가 나는 집은 그 잔칫집뿐이었다.

세상이 바뀌었다.
이제 농촌이나 전원주택에 사는 사람들은 총과 칼로 무장하고 집채만 한 개를 기르고 참호에서 전투 명령을 기다리는 병사들처럼 살고 있다.

자연 속의 삶은 가장 자연스런 삶이다.
자연스런 삶은 물질에서 해방된 삶이다.
그런데 물질을 움켜쥐고 사니 총도 필요하고 칼도 필요하고 개도 필요하다.
자연과 물질은 다 가질 수 없다.
자연을 갖든가 물질을 갖든가 선택을 해야 한다.
자연에서 물질로 성을 쌓고 전원주택의 자유를 갖는 것은 불가능하다.

김정은이 산속에 집을 짓고 살아도 전원주택이 아니다.
그것은 히틀러 별장처럼 완전 무장한 요새다.
무장한 요새에 살면서 자연을 누릴 생각을 말아라.

32

1년 생존에 1억,
2년 생존에 2억 원의 비방약

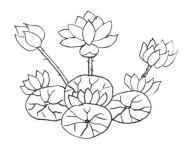

그는 위암 말기 진단을 받았다. 전신으로 번졌다.

간암, 대장암, 췌장암…

암이라고 하는 것은 다 있었다.

암 백화점이 되었다.

수술도 안 되고 항암이나 방사선 치료도 안 된다고 했다.

며칠 전까지 잘 먹고 잘 지내다 이런 소식을 들으니 식욕이 딱 떨어졌다. 사형수가 하루 만에 머리가 하얗게 센다더니…

밥을 먹어도 토하고 물을 먹어도 토하고 한약을 먹어도 토했다.

먹지 못하니 죽을 수밖에…

열흘 만에 체중이 반 토막이 되었다.

순식간에 뚱뚱하던 몸이 아우슈비츠에 수용된 유태인처럼 되었다.

평소 그렇게 악을 쓰고 다이어트를 해도 꺼떡도 않던 체중이 이렇게 쉽게 줄다니…

언제 죽을 것인가? 그것만 남았다.

죽기 싫었다. 하느님에게 대들었다.

'제가 평소에 이웃도 많이 돕고 기부도 억수로 했는데 뭘 잘못을 했다고…'

그는 죽기 전에 제일 중요한 것을 알았다.
'아무거나 먹을 수 있으면 행복, 아무것도 먹을 수 없으면 불행
…'

그에게 비방약을 처방했다.
약값으로 일 년을 살면 일 억 원을, 이 년을 살면 2억 원을, 5
년을 살면 5억 원을 받기로 했다.

그는 떡집에서 3년 묵은 진창미를 구했다.
진창미로 밥을 했다.
이 밥을 반쯤 태워 누룽밥을 만들었다.
90%쯤 태워 숭늉을 만들었다.
그는 기도하는 마음으로 숭늉과 누룽밥을 30번씩 씹어 먹었다.
반찬은 10년 묵은 간장과 추젓, 묵은지를 썼다.

어라!!!
그는 놀랐다.
속이 편하면서 음식이 위장을 무사히 통과해 아래로 내려갔다.
기분이 엄청 좋았다.
'하느님이 나를 살리시는구나.'
하루 2끼를 이렇게 먹었다.
식비도 안 들고 시간도 절약됐다.

간혹 제철 과일이나 야채를 먹었다.

약간 익혀 먹었다. 껍질과 속은 뺐다.

추젓은 3~4년 묵은 천일염으로 완전히 숙성한 것이었다.

산지에 있는 친지에게 부탁해 제일 좋은 것을 구했다.

소금이 몸에 나쁘다는 것은 암염이나 정제염을 말한다.

우리나라에서 생산되는 천일염에는 미네랄이 잔뜩 들어있다.

간수가 빠진 5년 이상 된 소금은 쓴맛은 거의 없고 단맛이 강하다.

넉넉히 먹어도 된다.

간수가 빠진 오래 묵은 천일염은 산삼보다 낫다.

참새우는 가을에 잡는 새우다.

덩치가 작고 귀해 다른 새우보다 비싸다.

참새우를 천일염으로 숙성한 것이 추젓이다.

잘 발효된 묵은 추젓은 만병통치약이다.(6·25 전쟁 중에는 암에 걸린 사람이 감자나 옥수수에 간장이나 추젓을 먹고 병을 고친 일이 많았다. 그러니 만병통치약이라고 불러도 된다.)

진창미 누룽밥＋추젓＋간장＋묵은지…

오래 묵은 추젓이나 간장, 묵은지는 영양이 잔뜩 들어있는 발효된 식품이다.

물은 회사에서 파는 생수를 썼다.

수돗물은 염소로 살균한 물이라 물속의 생기를 죽였다.

인체에 항암제를 많이 쓰면 생기가 죽는 거나 같다.

생기가 살아 있는 물은 끓여도 생기는 그대로 살아 있다.

물도 못 먹던 그가 누룽밥＋추젓＋묵은지를 먹자 체중이 늘었다.

그는 물 먹는 것에 감사하고 밥 먹는 것에 감사했다.

그는 죽지 않았다.

1년이 지났다.

2년이 지나도 안 죽었다.

어느덧 7년이 지났다.

미국에서 유행한 해독주스는 보름간 먹기도 힘들다.

그는 7년 동안 계속 같은 음식을 먹었다.

그의 음식은 단순한 음식이 아니었다.

하늘이 내려준 은총이었다.

내가 그에게 청구서를 내밀었다.

"여보게! 7년을 살았으니 7억 원을 내게. 보너스로 3억을 보태 10억 원을 내게."

그가 정색을 하고 대들었다.

"죽으면 주기로 했잖아? 안 죽었는데 어떻게 줘."

"역시 변호사는 입이 보배구나. 물에 빠지면 입만 동동 뜬다드 니 네 말이 옳다."
우리는 족발집에 가 소주 한잔 하고 계약을 파기했다.

산소가 부족해 죽어가는 사람에게 산소호흡기를 씌워 살리면 생명의 은인이라는 소리를 듣는다.
그런데 창문을 열어 그를 살리면 전혀 고마워하지 않는다.

33

야동과 건강

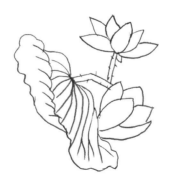

21세기 인간의 수명이 늘어난 이유?

의학, 아니다.

위생, 아니다.

영양, 아니다.

독서, 아니다.

운동이겠다, 아니다.

그럼 뭐냐?

일본 도쿄 의대 교수 7명과 게이오 의대 교수 8명이 합동으로 65세 이상 노인 1,563명을 대상으로 연구한 결과가 있었다.

야동을 즐겨보는 노인과 책을 즐겨보는 노인의 수명에 차이가 있었다.

야동파 노인이 독서파 노인보다 6~8년 수명이 길다는 연구 결과가 나왔다.

'그레이의 50가지 그림자'가 나온 이후 성인용품의 판매가 늘었고 일본 의대 교수의 결과가 보도되자 야동을 즐겨보는 노인들이 늘었다.

야동 마니아 노인들은 시력은 물론 청력도 좋아졌다.

반면에 독서를 좋아하는 노인들은 시력과 청력이 다 나빠졌다.

야동파 노인들은 야동이 흥분을 시키고 엔도르핀 분비를 촉진시켜 늙은 세포가 젊은 세포로 바뀌게 한다는 임상 결과에 수긍했다.

전 세계 노인들은 야동을 공유해 건강과 행복을 높인다.

야동의 세계화 시대가 되었다. 노인들은 독서나 신문이나 TV를 적게 보고 야동 마니아가 되는 게 건강에 유익하다.

포유 동물들은 죽기 직전까지 섹스를 한다.

인간에 가장 가까운 침팬지는 거의 60년을 사는데 끝까지 섹스를 하고 출산을 한다.

포유류 중 폐경기가 있는 동물은 3종류다.

범고래, 쇠고래 그리고 인간 암컷이다.

이들이 폐경기가 있는 것은 더 나은 진화를 위한 것이다.

늙어 애를 낳는 것보다 손자를 돌보는 게 효과가 있기 때문이다.

여자는 야동을 싫어한다?

베네틱트회 수녀원장 힐데가르트 폰 비엥(1098~1178)은 "여자 나이 12살이 되면 음란한 상상을 하며 욕정을 느낀다.

하지만 남자들보다는 작다.

여자의 성욕은 70살이 돼야 줄어든다.

따라서 70살 이전에는 침대에서 즐거움을 누릴 수 있다."

그는 80세까지 살았다.

2012년, 이 수녀원장은 성인 반열에 올랐다.

고대 그리스 사제 테이레시아스는 '여성이 남성보다 9배 이상 더 섹스를 즐긴다.'고 했다.

- '에로틱 세계사'에서

일본 양로원에서 야동을 보여주자 할머니들이 더 좋아했다.

폐경기는 섹스가 끝나는 시점이 아니다.

포유류인 인간도 다른 동물처럼 죽는 날까지 섹스를 하는 게 정상이다.

이런 체력과 정서를 유지하도록 운동하고 섭생하고 야동을 보자.

"늙어서 계속 책을 보고 계속 글을 쓰면 창의력이 사라진다."

아인슈타인의 말이다.

그는 늙은이들이 '돈과 명예를 돌같이 여겨라.' 같은 꼰대 소리를 지껄이며 교양서를 보고 교양 있는 글만 쓰는 것을 못마땅해 했다. 이런 건 철부지 때 하는 통과의례이다.

자기계발서를 개똥으로 여겨야 한다. 그건 그 사람의 생각이다.

창의력이 없으면 '꼰대'가 된다.

창의력 있는 삶, 상상력 깊은 삶은 건강한 삶의 토대다.

그렇다고 온종일 야동만 보면 삶이 황폐해진다.

맑은 날만 계속되면 사막이 된다.

34

한의학은 기철학이 토대인 의학이다

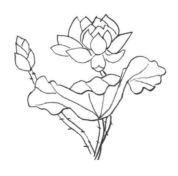

과학자가 말했다.

"한의학은 과학적으로 검증이 안 됐지."

"검증이 안 된 의학은 미신이야."

"도대체 기(氣)가 뭐냐? 그게 보이냐? 봤어? 응?"

과학자에게 물었다.

"당신은 기분이 좋을 때 좋은 기분을 봤습니까?

당신은 기분이 나쁠 때 나쁜 기분을 봤습니까?"

우리 몸에는 생기와 사기가 있다.

건강하면 생기가, 건강이 나쁘면 사기가 판을 친다.

생기가 없을 때 찾아오는 게 질병이다.

사기를 내보내고 생기를 찾는 게 질병 치료다.

교수가 학생들에게 물었다.

"하느님이 모든 것을 창조하였는가?"

학생들이 대답하였다.

"예."

교수가 다시 물었다.

"하느님이 모든 존재를 창조하셨는가?"

"네, 교수님."

교수가 말했다.

"만약 하느님이 모든 것을 창조하셨다면 악도 창조하셨네. 성과 물로 그 사람을 판단한다면 하느님은 악(惡)이네."

학생들은 할 말을 잃었다. 멘붕이 되었다.

교수는 자기 말에 우쭐했다.

"하느님을 믿는 것은 다 미신이야."

한 학생이 조용히 손을 들었다.

"교수님, 질문을 해도 되겠습니까?"

"물론이지."

그가 일어났다.

"교수님, 추위가 존재합니까?"

"무슨 질문이 그런가? 당연히 추위가 존재하지."

다른 학생들은 이 학생의 질문에 까르르 웃었다.

학생이 말했다.

"교수님! 실제로 추위는 존재하지 않습니다. 우리가 추위라고 여기는 것은 '열의 부재'입니다. 절대 0도(섭씨 -273도)는 '열의 완전한 부재'입니다.

그 온도에서는 모든 것이 반응하지 않거나 쓸모없지요.

더 이상 추위는 존재하지 않습니다.

추위라는 말은 열이 없을 때 우리가 어떻게 느끼는지를 묘사하기 위해 인간이 만든 거지요."

학생이 또 물었다.

"교수님, 어둠이 존재합니까?"

"물론 존재하지. 그걸 말이라고 하나?"

"교수님이 틀렸습니다.

어둠 역시 존재하지 않습니다. 어둠은 '빛의 부재'입니다.

빛은 연구할 수 있지만 어둠은 연구를 할 수 없지요.

뉴턴의 프리즘을 이용하면 흰 불빛을 여러 색으로 나누고 각 빛깔의 다양한 파장을 연구 할 수 있습니다.

그러나 어둠은 측정할 수 없습니다.

간단한 한줄기 빛으로도 어둠을 깨고 빛을 발할 수 있습니다.

어떤 장소가 얼마나 어두운지 어떻게 알 수 있습니까?

빛의 양을 측정합니다.

어두움은 '빛의 부재'를 묘사하기 위해 인간이 사용하는 용어입니다."

끝으로 학생이 교수에게 물었다.

"교수님! 악(惡)이 존재합니까?"

교수는 자신 있게 말했다.

"물론이지. 이미 말한 대로야. 우리는 매일 보지 않는가?

폭력, 강간, 살인, 전쟁… 이 현상들이 악(惡)이 아닌가?"

학생이 대답했다.

"교수님, 악(惡)은 존재하지 않거나 적어도 스스로 존재하진 않습니다. 악은 단순히 '하느님의 부재' 입니다.

마치 어두움과 추위와 같이 '하느님의 부재'를 묘사하기 위해 인간이 만들어낸 단어일 뿐입니다.

악(惡)은 하느님이 창조하지 않았습니다.

악은 하느님의 사랑이 없을 때 사람의 마음속에 생기는 결과입니다.

열이 없을 때 추위가 옵니다.

빛이 없을 때 어둠이 옵니다. 사랑이 없을 때 악이 옵니다."

이번에는 교수가 멘붕이 되었다.

이 학생의 이름은 '알베르트 아인슈타인'이다.

성 어거스틴은 빛의 부재를 어둠, 선의 부재를 악이라고 했다.

아인슈타인은 어거스틴의 사상을 물리학적으로 설명했다.

한의학을 증명이 안 된 비과학적인 영역으로 여기는 사람들이 아직 많다.

지혜의 부재가 무지다.

생기의 부재가 사기다.

질병이 뭐냐?

생기가 없는 거다.

생기는 섭생, 양생, 영혼의 올바른 균형이다.

"영혼 봤니?"

다시 처음부터 읽어봐…

35

히틀러 요법을 아세요?

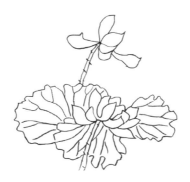

"먹는 것의 25%는 나를 먹여 살리고 75%는 의사를 먹여 살린다."

- 이집트 속담

사람은 사회를 만들고 사회는 질병을 만든다.
2차 세계대전 초, 히틀러가 노르웨이를 침공했다.
히틀러 치하에서 노르웨이 사람들은 개고생을 했다.
특히 고기를 먹지 못했다.

바이킹의 후예인 노르웨이 사람들은 바다에서 많은 생선을 잡았다.
수산물이 풍부했다.
"그럼 바다에서 난 생선을 먹으면 되잖아?"
"몸에도 더 좋고…"

고기는 육지에서 난 동물의 살점을 말한다.
1950년 대까지 전 세계는 단백질은 오직 동물성 단백질만 단백질로 여겼다.

제주에서 4·3사태가 일어나 농사를 짓기 어려워 많은 사람들이 굶었다.

"바다에서 생선을 잡아먹으면 되잖아?"
"생선은 반찬이야.
쌀이나 밀이나 보리로 된 게 밥이야.
밥만 먹고는 살아도 반찬만 먹고는 살 수 없어."

독일은 노르웨이에서 생산되는 모든 고기를 자기 나라로 가져
갔다.
노르웨이 국민은 고기를 먹지 못했다.
우유, 버터, 치즈, 햄, 계란, 다 먹을 수 없었다.

이런 고난은 4년간 계속됐다.
고난의 세월에 노르웨이 병원과 약국은 심한 불경기를 겪었다.
노르웨이 국민이 고기를 안 먹자 심혈관계 질병이 사라졌다.
암 환자도 사라졌다.
소화불량, 우울증, 당뇨, 고혈압, 디스크, 두통…
다 사라졌다.

동물성 단백질을 안 먹고 음식을 적게 먹고 긴장을 하자 노르
웨이 국민은 다 건강하게 되었다.
노르웨이에서 고약한 질병이 거의 다 사라졌다.

그런데 독일군이 물러가자 뒤따라 이 질병들이 다시 찾아왔

다.

히틀러는 노르웨이 국민의 건강을 지키는 최고의 면역력이었
다. 건강 지킴이에 관한 한 '히틀러 만세!'다.

36

폭탄주와 신장암

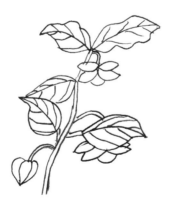

소방관이 왔다.

구릿빛 얼굴에 밝고 건강한 모습이었다.

금년 49세, 그는 정기검진에서 신장암이 있었다.

서울 대형 병원에 갔다.

의사는 차트를 보더니 말도 안 하고 수술 날짜를 잡았다.

그는 의사에게 물었다.

"꼭 수술해야 하나요?"

의사는 외계인 보듯 그를 보았다.

그가 더 물어보려고 하자 의사는 무조건 "수술 하세요." 했다.

"수술하면 1년, 수술 안 하면 6개월 정도 살아요."

그가 물었다.

"죽는 데 6개월과 일 년이 무슨 차이가 있지요?"

"그래도 해야지요."

소방관은 군대에서 특전사에 있었다.

무술이 태권도, 유도, 검도, 합쳐 14단이었다.

그는 성질이 사나웠다.

"별 미친놈 다 보겠네."

그는 계란 껍데기 같은 얼굴에 영혼이라고는 1%도 없는 의사의
말에 구역질이 났다.

한 방 치면 성냥갑 부숴지는 소리가 날까 봐 참았다.

남은 죽는다는데…

그냥 병원에서 나왔다.

용산역에 가 전라선을 탔다.

구례에서 내려 지리산을 향했다.

지리산 자락에는 노모가 혼자 살았다.

아버지는 오래전에 돌아가셨다.

부친의 사인은 신장병이었다.

그의 어머니는 아들 쌍둥이를 낳았다.

소방관은 쌍둥이였다.

그가 동생이었다.

그의 형은 운동보다 공부를 좋아했다.

엘리트 코스를 거쳐 공무원이 되었다.

부잣집 딸과 결혼했다.

부인은 무남독녀 외딸이었다.

그는 장인의 회사를 이어 받았다.

아무리 쌍둥이라도 신분의 차이가 나고 돈의 차이가 나고 부인
들의 학력이 차이가 나니까 사이가 멀어졌다.

소방관은 노모를 도우며 지리산을 오르내렸다.

간혹 나에게 들러 혈뇨를 잡는 처방을 받아 갔다.

일 년 반 후, 그의 형도 신장암 진단을 받았다.

형은 경험자인 동생의 의견을 구했다.

그런데 형수가 우겨서 미국 병원에 가 수술을 했다.

2년 전, 형은 죽었다.

그는 1년 전부터 치아에 문제가 생겼다.

모든 이빨이 상하거나 약하고 턱관절이 아팠다.

이럴 때 임플란트를 하면 문제가 커진다.

신장과 뼈는 한배를 탄 사이다.

신장이 튼튼하면 뼈가 튼튼하고 신장이 나쁘면 뼈가 약해진다.

소방관은 일할 때 하도 이빨을 악물고 불속으로 들어가 잇몸과 치아가 약해졌다.

신장에 문제가 생기자 그의 이빨과 턱뼈가 더 약해졌다.

그는 다시 신장약을 열심히 먹고 턱에 림프절 연고를 발랐다.

그가 신장암 수술을 권유 받은 지 6년이 지났다.

생존율 5년이 지나면 완치라고 한다.

나이를 먹으면 누구나 여기저기 아프다. 노화 때문이다.

암 환자뿐만 아니라 건강한 사람도 아프다.

소방관은 자기 스스로 건강과 행복의 정의를 내렸다.

"모친을 돕고 지리산을 다니는 한 건강하고 행복한 사람이다."

그는 용감한 소방관이었다.

불속으로 뛰어드는 것은 겁이 안 났다.

그런데 저녁 회식은 무서웠다.

저녁이 되면 동료들과 폭탄주를 마셨다.

그는 이 폭탄주가 폭탄만큼 싫었다.

20여 년간 이어온 폭탄주가 그에게 스트레스가 되고 신장암으로 이어졌다.

그는 폭탄주 없는 세상에서 모친을 돕고 좋아하는 지리산을 다니고 있다.

암세포가 있거나 말거나…

얼마 전 연락이 왔다.

"근처 절에 관리인으로 취직했어요.

존경하는 스님이 계신데 기초임금이 올라 함부로 사람을 쓸 수 없어 제가 합니다.

절 일을 도우면서 산에 다니는데 이제는 도시에 못 갈 것 같아요.

시간 나면 들러주세요."

그가 6개월 정도 살 거라는 진단을 받은 지 6년이 훌쩍 지나갔다.

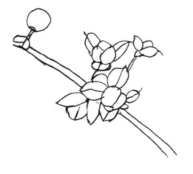

37

백범 김구 선생의
산증(고환 통증) 치료

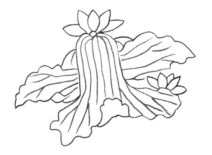

산증은 생식기 질환으로 남자의 경우 고환이나 음낭이 아픈 병이다. 산기 또는 산병이라고도 한다.
누구나 다 아는 처방으로 이진탕이나 오령산을 쓴다.

"나는 산증이 몇 년 전부터 시작되어 종종 고생을 하였다.
그때에도 산기가 생겨나 안 진사 사랑에 다니는 오 주부에게 물었는데 그는 사삼을 많이 먹으면 뿌리 뽑을 수 있다고 하였다.
고 선생 댁에서 놀다가 원명과 함께 약초 캐는 괭이를 둘러메고 뒷산에 올라가 사삼도 캐고 바위 위에 앉아서 정담도 나누며 세월을 보냈다.
석 달 동안 사삼을 먹었더니 과연 산증은 깨끗이 치료되었다.
소문을 들은 신천 군수가 안 진사에게 청하여 내가 사삼 한 구럭을 캐어 보낸 일도 있다."

- 백범 일지에서

안 진사는 하얼빈에서 이토 히로부미를 처단한 안중근 의사의 부친이다.
동학혁명 실패 후 백범은 안 진사 집에 머물러 있었다.
사삼은 더덕이다. 황도연의 저서 '방약합편'에 의하면 '맛은 쓰고 성질은 약간 차다. 풍열과 종기를 없애고 농을 없앤다.
산증과 오래된 해수를 다스린다. 인삼은 보양, 사삼은 보음 기능이 크다.'고 기술 돼 있다.

'삼'자가 들어있는 것은 약초 중에서 귀족 대접을 받는다.

인삼, 고삼, 당삼, 단삼, 사삼, 현삼, 비삼, 해삼, 단너삼…

북한에서는 황기를 단너삼이라 한다.

당삼은 만삼인데 의료시설과 거리가 먼 산골 마을에서는 산후 보약으로 많이 썼다. 비삼은 까마귀라는 소문이 있었다. 까마귀는 정력에 좋다고 해 수난을 당한 적이 있었다.

우리 산에는 사삼인 더덕들이 많이 있었다.

수십 년 된 더덕 가운데 속에 물이 찬 게 있었다.

청년은 고환 통증으로 여러 해 고생했다.

그는 물찬 더덕이 산증에 특효라는 이야기를 들었다.

하루 종일 더덕을 찾아다녔다.

큰 더덕 군락을 만났다. 거기에는 물 찬 더덕이 여러 개 있었다.

청년은 그 자리에서 더덕들을 다 먹어 치웠다.

그는 더덕 농축액에 취해 오랜 시간을 정신없이 잤다.

그 후 그의 고환병은 씻은 듯 부신 듯 사라졌다.

날마다 부인에게 천대받던 청년은 밤의 황제가 되었다.

발기 불능자에서 변강쇠가 된 것이다.

이 소문이 번졌다. 소문은 전설이 되었다.

많은 사람이 물 찬 더덕을 찾았다.

물 찬 더덕은 산삼보다 비싼 값으로 거래되었다.

그러자 더덕은 순식간에 산에서 사라졌다.

간혹 지뢰가 묻힌 DMZ에서 물 찬 더덕을 캤다는 소문이 있었다. 물 찬 더덕은 전설에서 신화가 되었다.

물 먹고 체한 적이 있는지? 물에 체했을 때 마땅한 약이 없다. 이때 더덕을 삶아 먹으면 좋다. 보음약인 사삼 즉 더덕은 생식기 질환 뿐만 아니라 물의 순환에 효과가 크다.

정암스님 일행이 방태산 정상 근처 하늬 등에 더덕을 심었다. 1,000m 지역에 심은 더덕은 5년이 지나자 진액이 꽉 차 만지면 끈적끈적했다. 여러 사람이 먹고 도움을 받았다.

산삼보다 약효가 있었다. 큰돈이 될 거라고 했다.

어느 해 늦가을, 며칠간 스님 일행이 하산했다.

다시 올라가 더덕 밭을 보니 누가 포크레인으로 캤는지 더덕을 몽땅 가져갔다. 1,000여 평의 밭에 잘 자라던 더덕이 잔뿌리 하나 없이 몽땅 사라졌다.

길도 없는 이곳에 누가 중장비를 투입해 도둑질을 했을까?

그건 산돼지들의 소행이었다.

38

치질과 나폴레옹

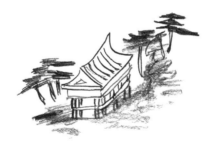

"승리는 가장 끈기 있는 자에게 돌아간다."
나폴레옹 보나파르트가 입에 달고 다닌 말이다.

워털루 전쟁에서 나폴레옹이 깨졌다.
그의 패배 원인은 여러 가지 복합된 것이지만 그의 건강이 큰 몫을 차지했다.
큰 전쟁을 좌우하다니 뭔 병인가?
치질…

나폴레옹은 항상 똥끝이 탔다.
황제는 해 먹어야 하고 견제하는 세력들은 벌떼처럼 대들고…
당연히 엄청난 스트레스에 시달렸다.
이 스트레스로 그의 똥끝이 타 들어갔다.
똥끝이 타면 변비가 심해지며 치질이 생긴다.
치질로 배설이 원만하지 않으면 독소가 빠져나가지 못해 여러 합병증이 발생한다.

나폴레옹은 치질이 심해지자 건강이 나빠졌다.
건강이 나쁘면 판단을 흐리고 화를 잘 낸다.
나폴레옹은 끈기를 잃고 조급증이 생겼다.
그는 평소에 '승리는 끈기 있는 자에게 돌아간다.'는 말을 말끝마다 외쳤다.

그러나 몸이 아프자 이 말은 허공으로 사라졌다.

나폴레옹은 워털루 전쟁에 지고 황제 자리에서 쫓겨나 멀리 외딴 섬으로 갔다.

치질과 변호사

항문에 관련된 모든 질환을 치질이라고 한다.

정맥류는 여자 장딴지에만 생기는 게 아니다.

치질도 항문에 발생하는 정맥류다.

지구 중력이 항문에 모여있는 혈액을 잡아당기고 심장은 이 혈액을 끌어 올린다.

이 균형이 잘못 돼 중력이 이기면 항문 언저리의 혈액들이 굳어지고 제대로 움직이지 못해 치질이 된다.

개도 안 걸리는 게 치질이다.

인간이 직립 생활을 하자 항문의 위치가 심장보다 낮아졌다.

개처럼 네 발로 다니면 항문의 위치가 심장보다 높아 자연스럽게, 힘들이지 않고 혈류가 심장 쪽으로 흐르게 된다.

인간이 두 발로 다니자 치질이 생겼다.

충치 다음으로 많은 질환이 치질이다.

많은 사람이 고생하면서도 말을 하지 않는 질병이다.

특히 여자는 출산이나 스트레스 따위로 남자보다 치질로 더 애를 먹는다.

치질의 원인은 많다.
예전에 식량이 없을 때는 초근목피로 생계를 이었다.
칡뿌리, 느릅나무뿌리 따위를 먹었다.
영양이 거의 없는 섬유질을 먹으면 항문으로 그대로 나오면서 항문 혈관을 파괴한다.
그래서 찢어지게 가난하다는 말이 생겼다.
먹을 게 없어 항문이 찢어지는 음식물만 섭취한 탓이다.
치질이 생기지 않으려면 항문 주위의 혈액이 원활히 흘러야 한다.
비아그라는 남성 성기의 혈류 흐름은 돕지만 항문 혈류의 흐름은 돕지 못한다. 성기와 항문은 족보가 다르다.

김 변호사는 7년 전 대장암 수술을 했다.
수술은 아주 잘 됐다.
'완치됐다.'는 병원 소견이 있었다.
그 후 치질과 탈장이 생겼다.
툭하면 혈변이 나왔다. 통증도 문제지만 항문으로 피가 나오니 '이거 이러다가 죽는 게 아닌가?' 덜컥 겁이 났다.
엉거주춤 걸어 다녔다.

여기 저기 다니면서 치료를 받았다.

통증과 혈변은 여전했다.

미국, 중국, 인도에도 갔다.

증세는 조금 낫다 말다 했다.

시간이 지나면 도루묵이 되었다.

생각보다 치료가 어려운 게 이 병이다.

김 변호사는 법률사무소를 했다.

거액이 걸린 일이 많았다.

큰돈이 걸리면 그 만한 크기의 스트레스가 따라온다.

나폴레옹처럼 항상 똥끝이 타는 생활을 했다.

그래서 대장암이 왔다.

초기 대장암이라 수술로 깔끔하게 완치됐다.

그런데 대장암 후유증으로 생긴 치질은 여느 치질보다 치료가
어려웠다. 마음이 가는 곳에 몸이 간다.

교만한 마음은 엉망인 몸을, 딱딱한 몸을 만든다.

병을 치료하려면 마음이 변해야 한다.

엘리트 코스를 거친 그는 '아폴로 신드롬 중독증'이 있었다.

제가 제일 잘 알고 잘 났고…

그는 이런 안하무인의 마음을 버릴 수 있는지 선택이 필요했

다. 그의 교만이 병을 만들고 병을 키우고 병이 낫는 것을 방해했다.

교만의 본질은 열등의식과 안달과 의심이다.

교만을 버리고 살 것인가?

교만을 떨다가 죽을 것인가?

그는 살 길을 찾았다.

대표 자리를 후배에게 맡기고 자신은 업무에서 손을 털었다.

1. 아침에 일어나 따뜻한 숭늉을 마시고

2. 공진단 연고를 목과 허리, 아픈 곳에 바르고 마사지를 했다.

3. 발끝 치기 5분, 상모돌리기 5분, 참선 호흡 5분을 하고 식사를 했다.

4. 먼저 살짝 익힌 채소와 껍질을 벗긴 과일을 잔뜩 먹었다.
   과일로 배를 채운 다음 먹고 싶은 음식을 먹었다. 30분쯤 후 신장과 대장에 도움이 되는 피토테라피를 마시고 근처 산으로 갔다. 천천히 산길을 걸으면서 출장식 호흡을 했다.
   자꾸 걷다 보니 걷는 게 중독이 되었다.

저녁 식사 후, 동네 한 바퀴 돈 후 철저히 집에서, 거실에서 참선 호흡을 했다.

그의 아내가 TV를 보는 옆에서 했다.

TV에서 뭔 소리가 나오든 그는 호흡에 집중했다.

한 달이 지나자 TV 소리가 거의 들리지 않았다.

석 달이 지났다.

이제는 옆에서 뭔 소리가 나거나 말거나 호흡에 집중할 수 있었다. 그는 깊은 산속에 가 '템플 스테이'도 수십 차례 했다.

아무리 산속에 있어도 잡념을 막을 수 없었다.

'회사가 잘 되려나…'

'이 소송에서 이기려나…'

'사내구실도 못하는 남편을 마누라가 업신여기지 않으려나…'

'우습게 여기는 동기생이 나보다 더 유명해지는 것 아닐까?'

출장식 참선을 한지 석 달쯤 지나자 옆에서 굿을 해도 보이지도, 들리지도 않았다.

마음이 편안했다.

그러자 병세가 호전되었다.

똑바로 걸을 수 있었다.

대은은 시은이라고 했다.

크게 깨우치려면 깊은 산속이 아니라 시장통에서 깨우쳐야 한다. 그는 전형적인 소음인이었다.

동의 수세보원에 나오는 소음인 보중익기탕에 산사를 잔뜩 추가한 처방을 했다.

마음이 안정되고 항문 혈액이 정상적으로 흐르자 치질은 더 이상 말썽을 부리지 않았다.
혈뇨도 통증도 더 이상 없었다.

39

'귀비탕＋오령산'이
고성능 비아그라보다

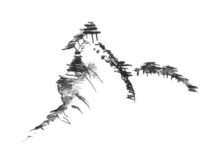

건강 철학서 '쉬어도 피곤한 사람들'은 이시형 박사의 89번째 책이다.

한국 정신의학의 태두인 이 박사는 처음 '배짱으로 삽시다' 를 썼다. 이 작품은 초베스트셀러가 되었다.

그 이후 올해 출간한 89번째 책까지 꾸준히 인기를 얻고 있다.
34년 생 개띠로 금년 85세인 그는 아직도 저술, 강연 등으로 노익장이 뭔지를 보여준다.
그의 최신작을 축하하는 자리에 몇 사람이 모였다.
정신의학의 중심축인 뇌과학에 대한 이야기를 나누었다.

누가 우스갯소리를 진지하게 했다.
"내가 대학 시절, 옆집에 40대 부부가 살았어요.
그들은 저녁마다 곧 죽일 듯 고래고래 소리를 지르고 때리고 싸웠어요. 부인도 같이 할퀴고 물고 때렸지요. 물건도 던지고 부수고…"
"죽어라! 이년아…"
"죽여라! 이놈아…"
한참 싸우다 지치면 조용해졌지요.

잠시 후 그들은 도란도란 이야기를 나눈 후 새로운 싸움을 했지요.

먼저 남자가 투우소처럼 씩씩거리는 숨소리를 냈지요.

잠시 후 여자의 비명이 터졌어요.

"이놈이 사람 죽이네."

부인의 소프라노 높은 음의 감창소리가 동네를 시끄럽게 했지요. 그들은 진한 사랑을 나눴지요.

이들은 싸움과 사랑을 이틀이 멀다하고 벌렸어요. 좀 돈 거 아닐까요?"

옆에서 한마디 거들었다.

"그러게. 싸움을 말든가 섹스를 말든가…"

또 한 사람이 나섰다.

"부부간의 쌈박질은 누가 옳고 그른 게 아니오.

특히 부부 사이는 누가 옳고 그른지, 정의로운지 아닌지를 따지는 사이가 아니오."

"그럼 뭡니까?"

"부부 싸움은 각자의 스트레스를 푸는 방법이지요.

남편은 남편의 스트레스를, 부인은 부인의 스트레스를…"

"싸우고 사랑을 하는 것은 뭔 짓이오?"

스트레스는 억압된 자기폭력이다.

분풀이를 할 수 없어 자기 몸에 폭력을 쓰는 게 스트레스다.

스트레스를 받으면 교감신경이 굳어진다.

이것이 림프절에 영향을 줘 목 어깨 등의 혈액순환을 방해하고 뇌세포에 영향을 준다.

특히 시상하부의 뇌하수체를 혼란시킨다.

부부싸움을 해 억압된 울분, 스트레스가 풀리면 교감신경이 이완되며 뇌 신경이 활성화된다.

이때 정체된 뇌하수체가 제 기능을 찾아 그 속에 있는 황체 호르몬에게 명령어를 때린다.

"고환이여! 성호르몬을 생산하라."

머리가 맑으면 혈액이 힘차게 흘러 그 말단인 성기 혈액의 흐름이 용이해 발기가 되고 고환에서는 남성 호르몬인 테스토스테론을 생산한다.

테스토스테론과 혈액의 흐름…

이 두 개의 축이 변강쇠가 되는 첫 조건이다.

머리보다는 몸을 많이 쓰는 노동자 가운데 변강쇠 사촌인 사람이 많다.

특히 여자는 오르가슴에 오르면 에너지가 최대치가 된다.

세상에 이걸 따라갈 건강식품은 없다.

두뇌를 많이 쓰는 사람이나 잔꾀를 많이 쓰는 사람은 양기가 두뇌에 머물러 있다. 양기가 길을 잃은 셈이다.

비아그라는 성기 혈액의 흐름을 용이하게는 하지만 남성 호르몬의 생산과는 관계가 없다.

비아그라는 부부싸움에 비하면 반딧불이 수준의 성능이다.

뇌과학으로 분석하면 부부싸움이 고성능 비아그라다.

오 회장은 러시아 등 여러 곳에 회사를 가지고 있다.

50대 초반인 그는 거시기에 고민이 있었다.

비아그라, 테스토스테론 호르몬제, 해구신, 철갑상어 알, 사슴의 피와 녹용…

억수로 먹었다. 다 무용지물이었다.

좋다는 것은 다 찾아 먹어도 그의 하반신은 꼼짝을 안 했다.

그에게 처방을 했다.

두어 달 후 모스크바에서 연락이 왔다.

"선생님! 빅뱅이에요. 빅뱅!"

"대박 났어요."

그동안 거시기를 위해서 그 많은 투자를 해도 허사였는데 이번에는 딱 두 달만에 폭발한 것이다.

그는 뭘 먹고 사내가 됐을까?

나는 그에게 귀비탕+오령산을 처방했다.

림프절 연고를 목에 바르게 했다.

딱딱한 경추, 어깨, 겨드랑이가 풀리자 경동맥이 활성화되었다.

귀비탕+오령산은 스트레스를 풀고 소변이 시원하게 나오는 처방이다.

사업상 큰 스트레스를 받는 김 회장은 굳어졌던 경동맥이 풀리자 정체된 뇌 신경회로가 열렸다.

그러자 뇌하수체의 황체 호르몬이 기능을 발휘했다.

"고환이여! 테스토스테론 호르몬을 생산하라!"

40

'누우면 죽고 걸으면 산다'의 지존

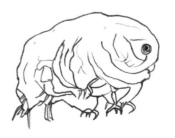

TV 프로그램 '자연에 산다', '나는 자연인이다' 가 남자들의 로 망이다.

도시 생활에 찌든 중년 남성들은 자연에 들어갈 날을 기다리며 위로를 받고 있다.

코미디언 이봉원이 노랫말을 만든 '중년의 청춘아!'가 노래방에 서 중년 남성에게 제일 인기다.

'누우면 죽고 걸으면 산다' 는 '자연에 산다'의 효시다.

그 '지존' 은 누굴까? '방랑시인 김삿갓'이다.

불운한 운명의 소유자 '김삿갓'…

김병연은 걷지 않으면 고통을 견딜 수 없었다.

자살을 할 것인가? 걸을 것인가? 그는 갈림길에서 고민했다.

그는 걷기로 했다. 걷기는 그가 살기 위한 몸부림이었다.

순조 11년, 홍경래 난이 일어났다.

당시 선천부사 김익순은 반역자 홍경래에게 항복하였다.

많은 세월이 흘렀다. 김병연은 과거시험에 급제하였다.

그 내용은 반역자 김익순을 비판한 글이었다.

벼슬길에 오른 김병연은 처음으로 출생의 비밀을 알았다.

김익순이 자기 할아버지였다.

그는 벼슬을 버리고 방랑생활을 시작했다.

'인생은 고행이다'를 부른 노래 '방랑시인 김삿갓'은 일본에서 유행한 고사 가요와 닮았다고 금지곡이 되기도 했다.

죽장에 삿갓 쓰고 방랑 삼천리
흰 구름 뜬 고개 넘어
가는 객이 누구냐
열두 대문 문간방에 걸식을 하며
술 한잔에 시 한 수로 떠나가는 김삿갓

'머물면
세상이 꿈처럼 도망가고
길을 떠나면
운명이 갈 곳을 정한다.

추위도 더위도 잡을 수 없고
피는 꽃은 이내 진다.'
길 떠나면 개고생이다.
그러나 인생의 활력소가 된다.
이런 고생들이 면역력의 토대가 된다.
진화는 고통의 산물이다.
고통이 없으면 진화도 없다.

날마다 길을 떠나는 사람은 항상 새롭게 사는 사람이다.

시 '머물면…'은 독일의 천재 시인 괴태가 루미를 생각하며 쓴 시다. 루미는 13세기 페르시아 시인이다.

'봄의 과수원으로 오세요.

석류꽃과 술과 촛불이 있어요.

임이 아니 오신다면 무슨 소용이 있겠어요.

임이 오신다면 이 또한 무슨 소용이 있겠어요.'

- 잘랄루딘 루미

'아무나 오라. 기독교, 유대교, 배화교, 심지어 신을 버린 자들까지, 이 집은 모두를 받아들이는 집이다.'

루미의 묘비명이다.

걸어 다니니 세상이 보이기 시작했다.

강철 속에 갇혀 순식간에 오고 가는 동안

놓쳤던 것들이 눈앞에 찾아오기 시작했다.

작은 골목의 정겨운 풍경

이름 모를 들꽃

엄마의 고소한 밥 짓는 냄새

…………………

- 걷는 사람, 하정우

41

조치훈 9단과 명의 손사막

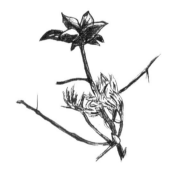

"목숨 걸고 바둑을 둔다."고 했다.
"바둑에 지면 죽고 싶었다."

그런데 살면서 생각이 바뀌었다.
"지금은 바둑에 져도 죽고 싶은 마음이 싹 사라졌다.
내일 죽어도, 당장 죽어도 이상하지 않은 나이가 됐다.
죽음이 가까이 오니 하루라도 더 살고 싶다."
바둑에서 세계를 제패한 조치훈 9단의 말이다.

그는 지금도 공부를 열심히 하면 바둑이 강해진다는 신념이 있다. '늙어서 바둑이 안 된다는 말에 동의하지 않는다.'고 했다.

그는 이제 62세다.
그는 마음을 다시 잡고 한의학 공부를 하기로 했다.
지금 제약회사에서 생산하는 약품의 70%는 전통의학에서 찾아낸 것이다.
앞으로 한의학 공부에 집중하면 세계를 놀라게 할 의학적 성과가 있을 것이다.

"열 집 정도 모여사는 작은 마을이라도 나만 한 인물이 없겠냐? 그러나 어디에도 나만큼 배우기를 좋아하는 사람은 드물 거야."

그는 노자 같은 큰 학자에게도 배우고 도척 같은 도둑놈에게도
배웠다.

그는 죽을 때까지 배웠다.

73살에 배우기를 마쳤다.

공자 이야기는 누구나 다 안다.

일연 스님이 삼국유사를 펴낸 나이가 75세다.

괴테는 82살에 파우스트를 완성했다.

톨스토이는 83살에 마지막 작품을 발표했다.

프랑스의 미생물학자 루이 파스퇴르는 40대에 중풍으로 몸이
불편했으나 죽을 때까지 30여 년간 미생물 연구에 전 생애를
바쳤다.

그는 늙어서 한의학 공부가 안된다는 말에 동의하지 않는다.

하루라도 더 열심히 연구하고 더 건강하게 살아서 환자에게 도
움을 주겠다.

그의 롤 모델은 손사막이다.

당나라 명의 손사막은 100살에 천금익방 30권을 저술했다.

그는 황제가 벼슬을 하라고 해도 사양했다.

"정승, 판서를 하는 것보다 한 명의 생명을 고치는 게 더 가치

있다.”

“인간의 생명은 천금의 가치가 있다.”고 했고 실천했다.

그의 저술에는 ‘천금’이라는 이름이 들어간다.

비급천금요방, 천금익방…

“의술과 점술은 통달할 수 없다.”

손사막의 명언이다.

죽을 때까지 절차탁마(切磋琢磨)를 해야지.

42

간경화와 신장병은
어깨동무를 하고 온다

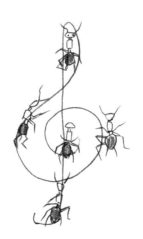

청주에서 사람이 왔다. 모친과 같이 왔다.

참선 수행을 오래 한 사람이었다.

금년 54세, 공무원을 하다 조기 퇴직했다.

그는 일찍 결혼해 딸 하나를 두었다.

30년 전, 간경화 초기 진단을 받았다. 결혼한 다음 해였다.

간경화는 불치병이다.

언제 죽을지 알 수 없다.

그는 마음먹었다.

"딸이 결혼할 때까지만 악착같이 살자."

여기저기 의료진을 찾아다녔다. 겁이 벌컥 났다.

죽는 게 겁 나는 게 아니라 돈이 많이 들까 봐 더 걱정이 되었다. 불치병이라 많은 비방약이 있었고 비방약의 공통점은 값이 비쌌다.

비싸도 엄청나게 비쌌다.

어설프게 치료하다가는 얼마 안 되는 재산이 다 날아가게 생겼다.

돈 덜 들고 혼자 치료하는 궁리를 했다.

그럭저럭 버텼다.

금년부터 몸이 정신을 따라오지 못했다.

기운이 없고 의욕이 없고 소변발이 약해졌다.

이명이 심해졌다.

신장이 약해진 증거였다.

쥐가 잘 나고 발이 여름에도 차가웠다.

처방을 했다.

그는 신장 살리기 5종 세트를 실천했다.

1. 오령산, 난간전 가감처방

2. 호흡

3. 숭늉

4. 림프절 연고

5. 걷기

6개월 후, 그보다 그의 부인이 깜짝 놀랐다.

'그게 좋으면 다 좋다'가 나이 든 부인이나 젊은 새댁이나 다 아는 진실이었다.

신장이 좋아지니 간이 좋아졌다.

간경화 환자를 치료하면 간장보다 정력이 먼저 설쳐대는 경우가 많다.

부부가 걱정 반 기쁨 반이 돼 상황을 알린다.

"그것은 정상의 과정입니다. 무리만 안 하면 됩니다."

그가 말했다.

"30년간 너무 힘들게 살았지요. 이렇게 소변 시원하게 나오고 숨쉬기 좋고 속 편하게 살면 되는데…"

"더구나 거시기도…"

43

티눈과 '안나 카레니나 법칙', 수술 마니아의 일생

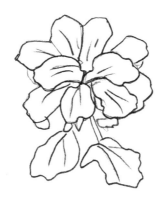

톨스토이 소설 '안나 카레니나'는 이렇게 시작된다.

"행복한 가정은 다 엇비슷한 이유로 행복하지만 불행한 가정은 불행한 이유가 다 다르다."

98%의 좋은 조건을 가지고 있던 '안나'는 2%의 부족한 것을 찾다가 불행에 빠지고 자살로 생을 마감한다.

가정뿐이랴. 건강도 마찬가지다.

건강한 사람은 골고루 영양을 섭취하고 정신적으로 안정돼 있지만 건강이 나쁜 사람은 건강을 해치는 분명한 이유가 있다.

그는 금년 52세로 건설업을 하고 있다.

3년전, 엄지 발가락 아래 티눈이 생겼다. 수술을 했다.

일 년이 지나자 다시 수술한 부위 근처에 티눈이 생겼다.

또 수술을 했다.

걸으면 발이 아파 되도록 걷기를 피했다.

사무실에 주로 앉아 있고 집에 가서도 멍하니 TV만 보는 시간이 많았다.

수십 년간, 그는 운동 마니아였다.

새벽에 헬스클럽에 가 한 시간 운동하고 회사에 갔다.

저녁에는 스포츠 댄스를 한 시간 하고 집으로 갔다.

주말에는 골프장에 갔다.

그는 술 담배를 안하고 열심히 운동하고 사업을 했다.

그는 말끝마다 강조했다.

"몸이 건강해야 정신이 바로 선다. 정신이 바로 서야 사업이 바로 선다."

그러나 발이 아프자 상황이 바뀌었다.

걸어도 똑바로 걷지 못하고 비스듬히 걷자 허리가 아팠다.

헬스클럽은 물론 골프나 스포츠 댄스도 할 수 없었다.

병원에서 허리 디스크라고 했다. 또 수술을 했다.

통증은 덜했으나 허리 힘이 없어졌다.

날마다 피곤했다. 종합검진 결과 갑상선 암이 있었다.

또 수술을 했다.

완벽하게 수술이 잘 되고 후유증이 전혀 없다고 했다.

그런데 하루종일 피로하고 허리가 아프고 발이 아팠다.

전립선에 이상이 왔다. 발기도 시원찮았다.

병원에 가려고 했다.

동료 건설업자가 그에게 말했다.

"전립선 약을 먹으면 평생 먹어야 해.

먹다 안 먹으면 소변이 안 나와.

그런데 문제는 이 약을 먹으면 남자 기능이 사라지는 거야.

남자 기능이 사라지면 여자들이 귀신같이 알아봐.

우선 마누라는 당연히 알테고 주위의 여자들이 다 알게 돼.

고양이 수놈을 거세하면 모든 암코양이들이 그 수놈을 쳐다도 안 본대.

주위의 수코양이들도 이 고양이를 없신 여긴대.

전립선 약을 먹는 남자는 거세된 고양이와 같은 거야."

52세는 청년이라고 부른다.

그런데 혈기왕성한 청년이었던 그는 청년도, 장년도 아니고 병든 노년의 몸이 되었다.

거세된 수코양이 신세가 된 것이다.

그는 전립선 치료를 하러 병원에 가기 직전 나에게 왔다.

그는 티눈 하나 때문에 운동 마니아에서 수술 마니아로 변신한 것이다.

티눈은 굳은 살이다.

유명한 갈비집에서는 고기를 연하게 하려고 키위나 파인애플을 갈아서 고기를 숙성시킨다.

굳은 살의 일종인 티눈도 마찬가지다.

키위나 파인애플을 갈아 뜨거운 물에 섞어 발을 담그면 저절로 굳은 살이 말랑말랑 해지며 티눈이 사라진다.

걷지 않으면 근육이 약해진다.

발바닥이 아파 비스듬히 걸으면 허리 뼈가 삐뚜러지며 근육에 영향을 준다.

이럴 때는 양손에 스틱을 잡고 노르딕 워킹을 해야 한다.

허리를 곱게 펴고 똑바로 걸어야 한다.

그는 티눈 수술도 잘못했지만 디스크 수술은 더 잘못한 것이다. 아주 대단히 잘못한 것은 갑상선 수술이다.

의료 선진국의 경우, 갑상선 암은 그냥 놔두는 게 최선이라는 설이 유력하다.

자기 몸은 자기가 주인이다.

함부로 남의 이야기에 넘어가 칼질을 해서는 안된다.

원상복귀가 안되는 것을 할 때는 심사숙고를 해야한다.

잘못된 결혼은 이혼하면 되지만 잘라낸 갑상선은 도로 붙일 수 없다.

나는 그의 재활 계획을 도왔다.

전립선 약과 림프절 연고를 처방했다.

그는 키위 즙에 발을 담그고 노르딕 워킹을 했다.

한 달이 지나자 티눈이 사라졌다.

석 달이 지나자 허리가 튼튼해졌다.

1년이 지나자 다시 청년의 몸이 되었다.

그가 지옥에서 해방되는데 1년이 걸렸다.

그의 여러가지 질병은 티눈에서 시작됐다.

티눈이 '안나 카레니나 법칙'의 출발점이었다.

44

나는 살고 싶다 A

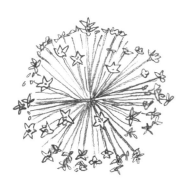

현자의 행복

현명한 사람이 바라는 것은 뭘까?
"그가 바라는 것은 쾌락이 아니다."
"그럼 뭐냐?"
"고통이 없는 상태다."
"현명한 사람은 고통이 없기를 바랄 뿐 쾌락을 좇지 않는다."

아리스토텔레스가 이렇게 말을 하자
"선생 의견이 옳소."
"처세에 관한 가장 큰 가르침이요."
쇼펜하우어가 맞장구를 쳤다.
그러더니 한마디 더 보탰다.
"우리가 행복하게 산다는 것은 가능한 한 괴롭지 않게 간신히 견디면서 사는 것이지요."

미국 대통령 트럼프나 폐지 주워 하루하루 살아가는 노인이나 누가 잘 견디면서 사느냐가 삶의 핵심이다.
잘 견디는 사람이 잘 사는 사람이다.
발이 부었다. 며칠이 지나자 부기가 허벅지로 올라 오더니 고환까지 부었다.

소변에서 피가 나왔다. 계속 나왔다.

구급차로 병원에 실려갔다. 응급실에 보름간 머물렀다.

의사가 말했다.

"혈액투석을 해야 할지…"

그는 대답했다.

"혈액투석을 하느니 죽겠소. 그냥 죽게 해주시오."

그의 단호한 말투에 의사들은 당황했다.

아무리 나이가 많이 들어도 혈액투석으로 생명을 이어 나가는 게 사람의 마음이다. 그런데 혈액투석을 하느니 죽겠다니…

의사들이 최선을 다했다.

병원생활 한 달 만에 그는 투석 없이 사는 몸으로 세상에 나왔다.

병원에 갈 때 80kg이던 체중이 병원에서 나올 때는 61kg이 되었다. 걸을 때마다 땅이 지진 난 것처럼 휘청거렸다.

그러나 손아귀 힘은 살아 있었다.

40~50대 청년에 뒤지지 않았다.

그의 손을 보니 합곡혈 자리가 도톰했다. 합곡혈이 도톰한 사람은 죽을 때까지 아직 시간이 많이 남아 있는 사람이다.

종합검진 상 아무 이상이 없어도 이 합곡혈이 푹 꺼진 사람은

천수가 다 된 것으로 아무리 명의가 와도 그의 수명을 연장할
수 없다.
합곡혈은 손등 엄지와 검지가 만나는 곳에 있는 부분이다.

한의학에서 가장 유명한 침자리가 4관혈이다.
상체의 합곡혈 2곳, 하체의 태충혈 2곳이다.
경혈이 365혈 있지만 이 4관혈 만으로 병을 고치는 명의가 있
었다. 호랑이 담배 먹던 시절 이야기다.

그는 병원을 나서면서 술·담배를 끊었다.
그는 어마어마한 담배 마니아이자 알코올 마니아였다.
하루 담배 두 갑, 소주 두 병을 삶의 반려자로 삼았다.
그런 그가 50년 이상 이어온 음주와 흡연과 작별을 했다.
죽을 고비를 넘긴 그는 술·담배를 완전히 끊었다.

그의 부인은 10여 년 전 혈액투석을 했다.
평소 여러 약을 먹은 후유증으로 신장이 나빠졌다.
부인은 6년간 투석을 하다가 남편에게 말했다.
"여보! 나 투석, 그만할래."
3일 후 부인은 편안한 미소를 남편에게 보냈다.
"고마워요."
이 말을 남기고 부인은 죽었다.

그는 먼저 '옥천요법'을 실천했다.

아침에 일어나 따뜻한 숭늉을 한 모금 입에 물고 혀로 입안을 가신 후 3번에 나누어 침을 삼켰다.

아침에 눈을 떴을 때, 입안에는 침과 함께 많은 세균이 있다.

세균이 잔뜩 들어있는 이 해장 침을 도가에서는 '금액옥장', '옥천'이라고 했다.

무병장수의 비결 가운데 첫 번째 항목이 이 '옥천' 삼키기였다.

의사가 말했다.

"그 침은 옥천은커녕 세균 덩어리다. 빨리 양치질을 해 입안의 세균 덩어리 침을 말끔히 없애야 한다."

노인은 의사의 말을 무시했다.

그는 따뜻한 숭늉을 마시면서 '화전민 요법', '히틀러 요법', '검투사 요법'을 실천했다.

피토테라피로 오령산에 산사, 유백피, 합환피, 비자 따위를 추가했다.

저녁에는 공진단 추출액을 발에 바르고 막대기로 두드렸다.

처음에는 10m를 걸어도 숨이 찼다.

몸의 근육이 다 빠진 탓이다.

호흡은 근육이 움직여 산소를 운반하는 행위다.

하루 두 번씩 걸었다. 걸을 때마다 10m씩 늘렸다.

3개월이 지났다.

뒷산에 올라가도 숨차지 않았다. 체중이 5kg이 늘었다.

다시 3개월이 지났다.

이번에는 체중이 7kg이 늘었다.

6개월 만에 전성기의 체중인 80kg에 거의 도달했다.

그의 신장기능은 혈액투석과 거리가 멀어졌다.

김훈의 소설 '남한산성'은 청나라 홍타이지 손에 거덜 날 운명을 맞은 조선의 상황을 전했다.

'갈 수 없는 길과 가야 하는 길은 포개져 있었다.

죽어서 살 것인가, 살아서 죽을 것인가.'

노인은 죽어도 살 길을, 질기게 살 길을 택했다.

'더도 말고 덜도 말고 20년만 더 살자.'

'중풍 걸리지 말고 치매 걸리지 말고…'

'잘 견디면서 살자.'

80세 노인의 버킷리스트이다.

화전민 요법, 히틀러 요법, 검투사 요법이 뭐냐고?

총알개미 1, 2, 3에 수없이 반복해 써놨다.

45

나는 살고 싶다 B

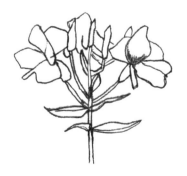

'개똥밭에 굴러도 이승이 낫다.'

우한독감이 한반도에 핵폭탄이 터진 것처럼 국민을 쫄게 했다.

"용기를 가져!"

"우린 문제 없어!"

이런 말은 엉터리 말이다.

"하늘이 우리를 지켜주실 거야!"

이런 말도 엉터리 말의 대표급에 속한다.

엉터리 말은 아는 건 적고 신념은 강한 자들, 즉 바보들의 전문 영역이다.

두어 달 전, 어느 노인이 찾아왔다.

마스크도 안 쓰고 담담한 표정으로 말했다.

"살 만큼 살았소.

핵무기건 불치병이건 어느 것도 겁나지 않소.

우한독감 따위는 전혀 신경을 안 쓰지요.

쌀 한 말이면 여러 달 살 수 있소.

춥지 않은 방 한 칸만 있으면 충분하오.

병원에서 폐암 수술을 권한 지 15년이 지났소.

숭늉 먹고 출장식 호흡을 하고 틈틈이 선생님 처방을 받은 지 15년이 됐지요."

1년 전, 백혈병이 왔다.

림프선으로 전이 되었다.

항암치료를 했다.

코피가 나오고 입에서도 피가 나왔다.

피부가 가려워 잠을 자기 어려웠다.

골수이식을 했다.

신장 기능이 10% 가까이 되었다.

너무 병이 깊어 혈액투석을 할 필요조차 없었다.

소변과 항문으로 피가 쏟아졌다.

치료를 계속했지만 별 효과가 없다.

한 달째 요혈과 변혈이 나왔다.

담당 의사에게 물어봐도 대답이 없었다.

내 처방이 그의 유일한 희망이었다.

위령탕에 백모근, 산사를 12g 넣어 약을 지었다.

며칠이 지났다.

그가 전화를 했다.

"피가 멎었어요. 그냥 죽어도 좋다고 머리로 생각은 했지만 피가 안 나오니 몸이 날아갈 듯 가볍고 기뻐요.

머리와 몸은 따로따로 놀아요."

그가 계속해 말했다.

"다시 정글을 헤쳐 나가야 하겠소. 이만 끝날 줄 알았는데…"

"개똥밭에 굴러도 천국보다는 얼룩진 세상이 낫다더니, 내가 딱 그런 심정이요."

'위기 없는 삶은 죽음이다.
고통 없는 삶도 죽음이다.
위기나 고통은 죽어야 끝난다.
개똥밭에 굴러도 이승이 낫다.'

미수(米壽)는 88세다.
88년을 산 노인의 해탈시였다.

46

나는 살고 싶다 C

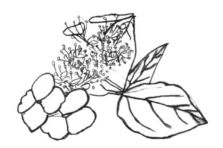

50대 여인이 왔다. 50대로 보였는데 실제 나이는 36세였다.

새벽에 거제도에서 떠났다.

여러 시간 차를 타고 오는 게 무척 힘들었다.

여인은 중국 길림성에서 태어나 열아홉 살에 거제도로 시집을 왔다.

세 자녀를 낳았다.

10년 전, 둘째 딸을 낳은 후 콩팥에 이상이 왔다.

소변을 볼 때마다 오줌이 비누 거품처럼 일어났다.

그는 밤에는 옆에서 굿을 해도, 누가 업어 가도 모를 정도로 깊은 잠을 잤다.

그런데 소변에 거품이 생기면서 수시로 잠을 설쳤다.

자다가 통증을 느껴 잠을 깬 것이다.

허리가 끊어지듯 아프고 바늘로 찌르듯 따가웠다.

한참 동안 괴로워하다 잠들곤 했다.

주위에서 허리 디스크라고 했다.

침을 맞고 병원에 다녔지만 병세는 여전했다.

허리가 아파도 남만큼 할 것을 했다.

임신을 했다.

5년 전, 셋째 아이를 낳으면서 만성 신부전증 진단을 받았다.

의사가 말했다.

"4단계에 왔으니 투석 준비를 하세요."

"투석을 하다가 이식을 해야 할지도 모릅니다."

신장기능이 5기에 들어서면 치료방법은 두 가지뿐이다.

'투석과 이식'

여인은 머릿속이 캄캄하더니 하얘졌다.

남편과 어린 세 아이들과 살아야 하는데 젊은 나이에 투석을
하고 이식을 하라니…

죽음이 커다랗게 입을 벌리고 자기에게 다가오는 꿈을 자꾸 꿨
다.

의사가 당부했다.

"무리한 일을 피하고 적당히 운동을 하세요."

어린애 셋을 키우는 노동자의 아내가 무리한 일을 피하다니…

의사가 계속해서 말했다.

"민간에서 떠도는 한약 따위를 먹지 말고 병원에서 처방한 약
과 식이요법을 철저히 지키세요."

"현재의 상태를 유지하다 더 나빠지면 투석을 해야 합니다."

그들이 말하는 대로 하면 약만 한 주먹씩 먹고 먹을 게 거의
없었다.

누워 있다가 투석 날만 기다리는 꼴이 되었다.

할 일이 태산같이 많으니 먹어야 한다.

먹어야 살고 맛있게 먹어야 일할 맛, 사는 맛이 나는데 제대로 먹지 못하니 투석도 하기 전에 굶어 죽을 노릇이었다.

우울증이 심하게 왔다.

절망 속에서 다가올 죽음만 기다리고 있으니 당연한 결과였다.

하루에도 수십 번, 수백 번 죽음을 생각했다.

남편과 말할 때마다 신경질을 부렸다.

눈앞에서 어른거리는 애들에게 악담을 했다.

"이 새끼들아! 나가 죽어라. 너희들 땜에 내가 죽게 되었다."

47

나는 살고 싶다 D

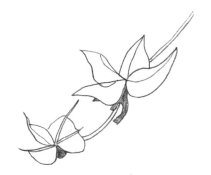

어느 날, TV에서 박○○ 시인의 이야기를 보았다.

고교 국어 선생이었던 박 시인은 만성 신부전증 진단을 받았다.

부친의 신장을 이식했다.

거부반응이 왔다.

혈액투석을 시작했다.

이번에는 동생이 신장을 줘 또 이식을 했다.

합병증이 생겨 고생하면서 기약없는 삶을 이어갔다.

박 시인은 죽음의 공포에 화를 내면서 무생물처럼 누워 있다가 벌떡 일어났다.

'시조는 선택의 여지가 없는 단 하나의 길'이었다.

그는 시조를 창작하면서 삶의 의지를 찾았다.

'안돼, 안돼' 하면 내 몸이 기억한다.

아! 나는 안 되는구나…

'살 거야, 반드시 살 거야.' 하면 몸이 기억한다.

아! 나는 살겠구나…

거제도에서 온 여인은

'불행은 나의 재산, 병은 창작의 원동력'이라며 벌떡 일어난 박

시인을 보고 충격과 희망을 받았다.

그는 자신의 모습을 보니

'살려고 기를 쓰지 않고 죽으려고 발버둥'만 쳤다.

내가 어느 틈에 이런 바보가 됐을까?

중국에서 모진 고생을 하고 시집와서도 별별 고생을 다 했는데
…

이제 남편과 애들과 살만한데 '투석'이라는 말 한마디에 이렇게
무너지다니…

이제부터는 죽을 힘을 몽땅 살 힘으로 바꾸자.

건강하게 살면서 애들을 키우자.

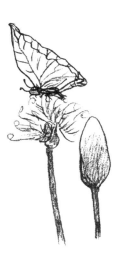

48

나는 살고 싶다 E

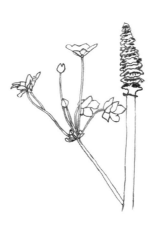

그는 갈림길에 있었다. 죽는 길과 사는 길…
그는 죽는 길만 생각하고 죽는 길만 걸었다.
이제부터는 사는 생각만 하고 사는 길로 걷기로 했다.

그는 숭늉을 따뜻하게 마시고 천천히 걸었다.
처음에는 열 발자국을 걸어도 힘들었다.
중국에서는 천 리 길도 힘든 줄 모르고 걸었는데 이렇게 허약
해지다니…

누워 있으면 온몸의 근육이 다 빠져나간다.
호흡도 근육이 움직여 산소를 퍼 날라야 한다.
'걸어야 산다'의 기본 원리다.
그는 '걸어야 산다'를 주문처럼 외우면서 뒷산을 걸었다.
"이 한 걸음, 한 걸음이 나를 살린다."
'산다는 생각이 나를 살린다.'도 틈틈이 되뇌이곤 했다.

날마다 조금씩 조금씩 시간을 늘렸다.
힘들면 풀밭에 앉아 출장식 호흡을 했다.
처음에는 2초 내쉬고 1초 들이마시는 것도 힘들었다.
죽을 각오로 걷자 많은 기운이 들어왔다.
나는 그에게 처방을 했다.

오령산에 산작약, 산사, 유백피를 추가했다.

따듯하게 여러 차례 나눠 마셨다. 갓난아기 다루듯 조심조심했다. 일주일이 지나자 혈뇨가 멎었다.

그의 고향에는 수십만 평 규모의 산사 농장들이 있었다.

그들은 산사 열매로 과자를 만들거나 잼을 만들었다.

"그 흔해 빠진 산사가 하혈에 특효약이라니…"

산사는 장미과에 속하는 찔광이나무의 열매로 '아가위'라고도 한다.

명나라 의학자 이사진이 펴낸 본초강목에는 소화제, 특히 고기 먹고 체한데 잘 든다고 했다. 산사는 신맛이 강하다.

이 신맛이 수렴작용을 해 하혈을 막는다.

작약, 황기와 같이 쓰면 더 좋다.

남자들이 전립선과 신장이 망가져 사내 구실를 못하고 소변으로 혈뇨, 단백뇨가 나올 때 이 처방을 쓰면 수술 없이 멋진 전립선 소유자가 되고 사내구실을 되찾게 된다.

혈소판이 부족한 사람도 마찬가지다. 결핵 환자의 혈담도 치료된다. 혈액과 관련된 증상은 작약이 왕초다.

작약 중에서 강원도 깊은 산 속에서 자란 자연생 작약이 으뜸이다.

이를 강작약이라 부른다. 강작약과 일반 작약의 약효는 산삼과 인삼의 약효만큼 차이가 난다.

작약은 함박꽃이다. 뿌리가 약이다.

약성가에 작약을 기술했다.

"복통과 이질을 멈추게 하고 수렴작용과 보익에 좋다.
약성이 차서 속이 냉한 사람은 조심해라."

작약은 '피오니(peony)'라 하는데 배우 심은하가 결혼할 때 이 꽃으로 부케를 만들어 젊은 여인들의 로망이 되었다.

현대의학은 항생제가 기본 베이스인 의학이다.

항생제는 종군의사였던 알렉산더 프레밍이 일차 세계대전 끝물에 찾아냈다.

그는 상처를 입은 군인들에게 소독약을 발랐는데 소독약이 상처를 더 악화시키는 괴이한 현상에 주목했다.

어째서 이런 일이 생길까?

소독약은 세균과 세균을 잡아먹는 면역세포를 함께 거덜 낸다.

소독약에서 살아남은 세균이 번식하자 상처는 빨리 썩었다.

플레밍이 발견한 항생제는 푸른 곰팡이었다.

이게 2차 세계대전에서 부상당한 군인들을 많이 살렸다.

이후 세균성 질병에 걸린 사람은 생명을 건지고 항생제는 만병 통치약이 되었다.

큰 영광에는 큰 그늘이 따라온다.

항생제 남용은 항생제에 끄떡없는 내균성 질환이라는 대재앙
을 불러왔다.

위축성 위염, 궤양성 대장염, 혈뇨, 단백뇨 따위는 항생제 영역
에서 벗어났다.

위축성 위염은 위암을, 궤양성 대장염은 대장암을, 신장성 하
혈은 투석과 이식이 기다리고 있다.

여인의 하혈이 오령산, 산사, 작약으로 해결되었다.

부종도 같이 사라졌다.

몇 년 전, B형 간염 진단을 받은 후 옆구리가 묵직하고 아팠다.

수시로 오른쪽 갈비뼈가 바늘로 콕콕 쑤시는 느낌이 있었다.

시나브로 이 증세도 없어졌다. 신장이 좋아지면 혈관이 좋아지
고 혈관이 좋아지면 간 기능도 좋아진다.

간이 뭐냐? 혈관 덩어리 아닌가.

여인은 매달 병원에 갔다.

"전에는 콩팥 수치가 4.9였는데 이번엔 4.6으로 좀 내려갔어요.
이제는 단백뇨가 없어요." 의사의 소견이었다.

병원에 갈 때마다 '투석해라, 이식해라, 잘못하면 위험하다,

더 이상 약이 없다.'는 절망스런 말만 듣다가 즐거운 소식을 들
으니 병이 다 나은 듯했다.

여인은 간혹 몸이 붓거나 눈덩이가 붓거나 옆구리가 아파도 무

시했다. 병에 신경 쓰거나 속을 끓이지 않았다.
혹시 이러다 잘못되는 거 아닌가 하는 조바심도 버렸다.
건강할 때처럼 생각하고 건강할 때처럼 생활했다.
불치병을 고치는 비방을 알았으니 떨게 없었다.

투병의 핵심은 자신감이다. 정신과 육체는 하나다.
내가 병에게 벌벌 떨면 몸도 한없이 약해진다.
욕심, 질투, 시기, 미움 따위를 위파사나 호흡을 통해 줄이고
하늘이 준 소중한 남편, 사랑하는 자식들과 기쁘게 산다면 병
은 저절로 물러난다.
전에는 날마다 하느님에게 병을 고쳐 달라고 기도했다.

그러나 기도에만 매달려 울부짖는 것은 올바른 자세가 아니다.
처음 병원에 갔을 때 만성 신부전증약, 혈압약, 고칼륨 혈중 억
제제, 탄산칼륨약, 악성 빈혈제를 처방받고 식이요법을 들었다.
이 약만 먹으면 모든 게 해결될 줄 알았다.
그런데 병은 깊어졌다. 항생제의 한계를 몰랐던 탓이다.

여인은 병원 약과 허브, 운동, 호흡, 식이요법을 자기에 알맞게
배합했다. 가장 중요한 것은 정신이었다.
벌써 10여 년이 흘렀다.
'누우면 죽고 걸으면 산다 4권'에 쓴 것을 다듬었다.

49

참선의 세계

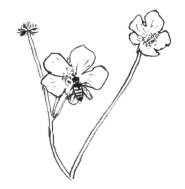

"세상에 절망은 없다. 절망에 빠진 사람만 있을 뿐이다."
엄청난 어려움에 빠진 사람들이 생각하는 지혜다.
참선의 경지다.

한가한 생명체는 없다.
사는 건 다 전쟁이다.
식물이나 동물이나 목숨 걸고 싸우면서 살아간다.
"세상은 고통으로 가득하지만 그걸 이겨내는 방법이 더 많다."
눈도 안 보이고 귀도 안 들리는 헬렌 켈러의 말이다.
해탈의 경지다.

"세상은 불치병으로 가득하지만 그걸 이겨낸 사람도 무수히 많다." 도인의 경지다.
우리는 배고프지 않으면 위장이 있는지 모른다.
우리는 숨차지 않으면 공기가 있는지 모른다.

몸에 아무런 이상이 없으면 몸 자체를 모른다.
몸의 존재를 잊을 때, 우리는 가장 기분 좋게 일할 때이다.
자기가 일하고 있는 것을 의식할 때는 그 일을 잘못하고 있는 것이다.
손이 움직여도 손이 있는 것을 모르고 일을 하고 있어도 일하는 줄 모를 때, 그때가 손이 가장 잘 움직이고 일을 가장 능률적으로 할 때이다.

내가 이렇게 사랑하는데 내가 이렇게 친절하게 하는데 이런 마음이 들면 사랑도, 친절도 아니다.
정말로 친절하고 사랑한다면 그 자체가 기쁨이다.
자기와 남의 대립이나 이득, 손실의 관념이 없어야 남을 위한다는 관념이 없어진다.
'나'라는 존재가 없어야 그 사람은 훌륭한 생활을 하고 있는 것이다.
남이 싫어하는 것을 하지 않고 남의 즐거움 속에서 자기의 기쁨을 찾는 것이 깨달은 자의 마음이요 참선의 경지다.
우리는 자기와 아무 관계 없는 일에 관심을 갖고, 질투하고, 미워하고, 부러워한다.

중병환자는 참 복잡한 생각으로 머리가 꽉 차 있다.
그들이 '내 병을 어찌할 것인가'로 고민하고 한탄만 하는 한 병은 깊어 간다.
명의도 명약도 다 쓸데없다.
내가 아픈지 아닌지 생각할 틈 없이 바쁘게 살다 보면 병은 저절로 물러간다.
참선은 쓸데없는 생각에서 해방되는 수련이다.

266

참선은 기쁘게 사는 훈련이다.

불치병을 이겨내는 비방이다.

- 박희선 박사의 '생활참선'에서 발췌

신장세포는 뇌세포와 연결돼 있다.

뇌 신경세포가 정상 작동을 해야 신장기능이 제 역할을 한다.

신장기능을 살리려면 일단 참선을 하고 명상을 해 머릿속에 있는 쓰레기를 청소하는 게 먼저다.

나쁜 기운이 나가면 기쁜 기운은 저절로 들어온다.

신장치료는 절반쯤 된 셈이다.

50

극락가기, 행복하기, 건강하기

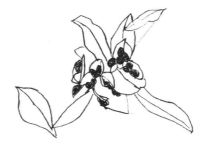

한나라 황제 유방이 총사령관인 한신에게 물었다.
"한 장군! 장군은 얼마나 많은 군사를 거느릴 수 있소?"
"많을수록 좋지요."
"장군이 보기에 나는 군사를 얼마나 지휘할 수 있겠소?"
"많게 잡으면 한 천 명"

유방이 심사가 뒤틀려 물었다.
"그대는 어찌 내 부하가 됐소?"
"폐하는 장군들을 잘 거느리고 저는 사병들을 잘 거느립니다."
안목 높은 황제는 버릴 장군이 없고 용병 잘하는 장군은 버릴
병졸이 없고 글을 잘 짓는 사람은 버릴 문장이 없다.

정치는 리더쉽이다.
진정한 리더쉽은 새로운 인재를 찾는 게 아니라 새로운 눈으로
인재를 보는 것이다.

불치병 환자에게 묻는다.
불치병은 누구 생각인가?
불치병은 치료할 약이 없는 게 아니라 불치병을 치료할 안목이
없는 것이다.
무수히 많은 사람이 불치병을 이기고 살아났다.

의사와 약이 없다고 한탄하지 마라.

병을 고칠 안목과 식견을 길러라. 그리고 실천해라.

아는 것과 실천하는 것은 전혀 별개다.

파렴치 전과 20범인 사람도 도덕시험, 윤리시험을 보면 100점 맞을 수 있다.

"스님, 어떻게 해야 극락가지요?"

"극락가겠다는 마음을 버리면 돼."

"어떻게 버려요?"

"나는 그걸 아는 데 50년 걸렸어."

"할머니, 어떻게 해야 행복해요?"

"행복하겠다는 마음을 버리면 돼."

"어떻게 버려요?"

"나는 그걸 아는 데 70년 걸렸어."

외할머니가 어린 손자에게 말했다.

"행복은 뭔가 얻으려고 가는 길 위에 있는 게 아니야. 길 자체가 행복이지. 그리고 네가 만나는 모든 사람들은 다 힘든 싸움을 하니 친절하게 대해야 해."

-밥 딜런 '바람만이 아는 해답'에서

"선생님, 100세까지 건강하신 비결이 뭐에요?"

"버리면 돼."

"뭘 버려요?"

"극락을 버리면 극락이 찾아오고 행복을 버리면 행복이 찾아오지."

"건강은요?"

"극락과 행복을 버리면 건강은 저절로 찾아오는 거야."

51

건강한 신장, 성공한 인생

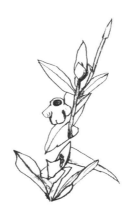

'죽어라. 지옥에 가라.'보다 100배 심한 욕이 있다.
'치매와 중풍을 오래오래 앓아라.'

60세 이상이 되면 '수신제가치국평천하(修身齊家治國平天下)'를 소중한 가치로 여기는 사람이 많다.
그런데 다 허사가 되는 상황이 있다.

치매와 중풍.
우리는 언젠가 어떤 모양으로든 모두 약하거나 아프거나 거동이 불편한 노인이 된다.
치매와 중풍에 걸리면 몸 관리, 가정 관리, 국가 관리, 세상 관리가 안된다.
세상 관리, 나라 관리, 가정 관리, 몸 관리를 잘 하려면 치매와 중풍이 안 오도록 치열한 노력을 해야 한다.
50대부터 노력을 안 하면 70대에 중풍과 치매 따위가 찾아온다.

한국인의 기대수명은 80세가 넘었지만 건강 수명은 65세 정도다.
그러니까 아프면서, 사람의 품위를 지키지 못하고 15년 동안 사는 셈이다.

요양원이나 요양병원에서 오래 지내다 삶을 끝마치는 사람들이 점점 늘어나고 있다.

건강한 신장을 만들자.
건강한 신장은 중풍과 치매를 막는 요새다.
성공한 인생은 중풍, 치매 없이 남에게 피해를 주지 않고 오래오래 사는 삶이다.
죽을 때까지 할 일이 있고 일을 하고 있다면 세계를 정복한 사람이 부럽지 않은 인생이다.

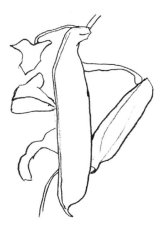

52

영조와 정조와 인삼

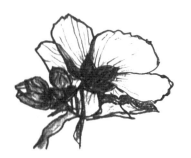

1800년 6월, 사도세자의 아들 정조는 죽을 병에 걸렸다.

어의들이 인삼과 숙지황으로 만든 경옥고를 정조에게 처방했다.

정조가 거부했다.

"경들은 내 체질을 잘 모른다.

나는 따듯한 약을 먹으면 안 된다.

흐린 날, 음산한 날은 더 먹을 수 없다. 부작용이 생긴다."

어의들이 주장했다.

"기력을 회복하려면 반드시 인삼이 든 경옥고를 드셔야 합니다."

정조는 생강귤피탕에 경옥고를 타 마셨다.

이틀 후 정조는 죽었다.

정조의 할아버지 영조는 인삼 마니아였다.

당시 인삼은 모두 산삼이었다.

영조는 인삼을 장복하고 음식을 적게 먹어 80세가 넘도록 살았다.

할아버지 영조의 체질은 인삼이 최고의 보약인데 손자인 정조의 체질은 인삼이 독약이니 어찌 설명할 것인가?

미국 대통령 트럼프가 코로나 독감에 걸렸다.

위태로웠다.

월터리드 국립 미군병원에 입원했다.

혈중 산소포화도는 95%가 넘어야 하는데 트럼프는 80% 내외로 위험한 상태였다.

그는 산소호흡기, 코로나 치료제, 스테로이드로 생명을 건졌다.

만약 경옥고를 트럼프에게 먹였다면 정조처럼 다음 날 죽을 수도 있었다.

정조는 부친인 사도세자가 뒤주에 갇혀 죽은 게 천추의 한이었다. 그의 머릿속에는, 가슴속에서는 뜨거운 열덩이가 용암처럼 부글부글 끓었다.

이 열덩이는 신장에 타격을 주었다.

그는 신장기능이 정상작동하는 처방이 필요했다.

대소변, 특히 소변이 시원하게 나오고 잠을 푹 자는 처방이 필요했다.

트럼프에게 쓴 스테로이드는 제약회사에서 제조한 것인데 이것은 신장에서 생성되는 호르몬과 같은 염증 잡는 물질이다.

위령탕 처방에 신장에 도움이 되는 약재를 추가하면 많은 자연 스테로이드가 생산된다.

이 자연 스테로이드는 거의 만병통치약이다.

공업용 스테로이드는 마약처럼 악마의 물질이지만 자연 스테로이드는 천사의 선물이다.

천사의 선물, 천연 스테로이드를 만들자.

53

개고기가 치료제라니…

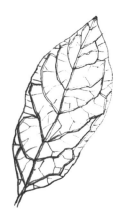

그는 폐암 치료를 했다.

암세포가 신장으로 전이되었다.

폐와 신장에 항암치료, 방사선치료를 했다.

죽음 직전까지 갔다.

그는 더 이상 항암치료, 방사선치료를 할 수 없었다.

음식은커녕 물도 넘기기 힘들었다.

입고 있는 런닝셔츠도 무거웠다.

빨리 죽었으면 했다.

그는 새로운 식단을 꾸렸다.

숭늉은 간신히 먹을 수 있었다. 숭늉에 누룽밥을 말아 먹었다.

새우젓을 조금씩 먹었다.

갑자기 개고기가 먹고 싶었다.

의사인 며느리, 영양학과 교수인 딸이 펄쩍 뛰며 말렸다.

그는 딸과 며느리에게 말했다.

"닥쳐라. 먹어야 산다."

그는 성남 모란 민속시장에서 개고기를 구했다.

오래 묵은 된장에 끓여 수육을 만들었다.

닭발도 이렇게 만들었다.

반 년이 지나자 거의 정상 체중이 되었다.

딸과 며느리가 조심스럽게 말했다.

"병원 가 항암치료 하시지요?"

그는 거부했다.

"밥 잘 먹고 아픈데 없는데 거기 가 다시 병을 만들고 개고생을 하라고?

이제부터 수명은 의사가 아니라 하느님에게 맡길 거야."

MD앤더슨 종신교수 김의신 박사는 항암치료를 받는 사람들에게 개고기와 오리고기를 권한다.

삼겹살이나 베이컨같은 동물성 지방은 인체를, 혈관을 망가뜨리는 큰 독으로 본다.

담배보다 더 나쁘다.

암세포는 나쁜 혈관의 산물이다.

항암치료는 인체의 재료인 단백질을 잔뜩 파괴한다.

그러니 항암치료를 받는 사람은 단백질을 보충해야 한다.

김의신 교수에게 항암치료를 받던 사람 둘이 있었다.

그들은 몇 달간 휴식을 하고 돌아왔다.

한 사람은 식물성 위주의 자연식을 했는데 유태인 포로수용소에서 온 사람처럼 삐쩍 마른 몸이 되었다.

한 사람은 개고기를 잔뜩 먹어 살이 보기 좋게 올랐다.

그들은 다시 항암치료를, 방사선치료를 했다.

개고기 먹은 사람이 치료 결과가 훨씬 좋았다.

- 김의신 박사 저서 '암에 지는 사람, 암을 이기는 사람'에서 발췌

개는 사람과 같은 음식을 먹는다.

쥐도 사람이 먹는 음식을 먹는다.

중국에는 개고기, 쥐고기 마니아가 많다.

더 이상 개는 개가 아니고 사람의 반려자다.

그런데 개를 먹으라니…

'개고기 먹는 사람은 야만인, 식인종과 같다.'는 사람이 많다.

닭, 돼지, 소의 살코기는 뭐로 만들까?

식용동물들은 신진대사를 통해 값싼 옥수수 가루를 비싼 단백질과 지방으로 바꾸는 기계 역할을 한다.

닭, 돼지, 소, 다 이런 기계들이다.

개는 이 기계들과 다르다.

뭐가 다른가? 사육방법이 다르다.

많은 나라에서 많은 사람들이 개고기 섭취를 반대하는데 아직도 개 사육장이 버티고 있는 이유가 궁금하다.

"개고기는 금지 못 해.

지금 개들이 먹어치우는 짬이 얼마나 많아.

모르긴 몰라도 우리나라 전체로 치면 어마어마할 걸?

나라에서도 그걸 아니까, 환경단체에서 지랄지랄해도 내버려두는 거야.

지들도 방법이 없으니까.

그걸 하루아침에 못하게 해봐.

그럼 그 많은 음식 찌꺼기는 다 어쩔 거야.

지들이 먹을 거야? 아님 땅에 묻을 거야?

공무원은 다 알고 있거든. 답이 없다는 걸.

그러니까 쉬쉬하면서 내버려두는 거지.

환경에 안 좋다 그러는데 이것만큼 환경에 좋은 게 어딨어?

우리가 그걸 태우기를 해?

강물에 쏟아붓기를 해?

사람들이 손가락질하는 그거 먹여서 고기로 만드는 건데 그러니까 가만 보면 참 치사한 거야.

음식 쓰레기 처리하는 데 돈 많이 드는 건 싫지만 그걸 개한테 먹이는 것도 싫다.

이게 앞뒤가 안 맞잖아?

금지할 테면 하라고 해봐.

한 달도 안 돼서 다시 개한테 먹이라고 사정할 걸?"

- 한승태. 노동에세이 '고기로 태어나서'

성남 모란 민속시장은 전국 최대의 가축 도축시설이 있었다.

1년에 8만 마리 가까운 개를 도축했다.

지금은 그 규모가 1% 아래로 줄었다.

단골손님인 70대 이상 노인들만 찾아온다.

이 노인들이 더 연세가 들어 안 찾아오면 '개시장'은 자연 소멸된다.

54

뇌 사전에 불가능은 없다

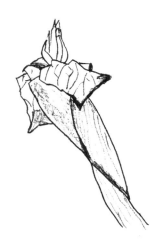

"나는 눈부시게 밝은 백열전등 같은 삶을 살고 싶다.
평생 밝게 빛나다가 어느 날 갑자기 꺼지는 삶 말이다."

우리 뇌는 이런 삶을 원한다.
노년기하면 병원 신세, 기억 상실 따위가 그림자처럼 따라 온다.
하지만 늙었다고 반드시 병에 걸리거나 기억력이 반드시 감퇴하는 일을 겪는 게 아니다.
우리의 뇌는 아무리 늙어도 충분히 강해질 수 있는 신체기관이다.
뇌는 불가능이 없다.
아무리 나이를 먹어도 더 나은 뇌를 만들 수 있다.

- 산제이 굽다 '킵 샤프 늙지 않는 뇌'에서

헬스클럽에서 몸 근육을 키우듯이 뇌 훈련을 통해 뇌 근육을 키워야 한다.
몸 근육은 나이에 따라 한계가 있지만 뇌 근육은 한계가 없다.

볼프강 괴테가 80대에 올림픽에서 기계체조 선수로 금메달을 딸 수는 없지만 '파우스트'를 쓸 수 있는 이유다.
일연 스님이 80대에 역도 선수는 될 수 없지만 '삼국유사'를 쓴 이유다.

좋은 유전자를 가지고 태어난 사람보다 좋은 친구나 배우자를 만난 사람이 더 오래 산다고 한다.

'유전자! 유전자! 하지 마라.

유전자는 별 것 아니다.

유전자보다 환경이 더 중요하다.'는 말이다.

좋은 환경, 나쁜 환경 하지 마라.

좋은 환경, 나쁜 환경은 따로 없다.

좋은 환경을 만드는 것은 뇌신경이다.

다 내 생각, 내 마음속에 있다.

불치병, 난치병 하지 마라.

내 생각이 중요하다.

내 관점이 중요하다.

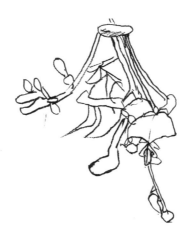

55

인생의 승자

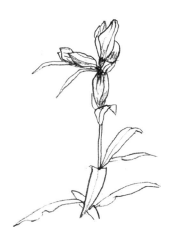

굶어 죽을 뻔한 체험이 있는 사람은 죽겠다는 생각, 힘들다는 생각, 어렵다는 생각을 안 한다.
아무리 어렵고 힘들어도 먹을 게 없어 굶어 죽는 사람보다 더 힘든 건 없다.
아무리 아픈 사람도 먹을 게 없어 굶어 죽는 사람보다 훨씬 덜 괴롭다.

사는 건 '전우의 시체를 넘고 넘어 앞으로 앞으로'이다.
시체들을 넘으면서 아직 살아있는 게 고마운 사람이 있고 시체를 보며 '아이구! 나도 죽는구나.' 하며 절망에 빠지는 사람이 있다.
다 선택의 문제다.
다 관점의 문제다.

그는 환갑 문턱에서 폐암, 신장암 말기 판정을 받았다.
6개월, 길어야 1년 남은 인생이 되었다.
지난 세월을 반추했다.
화려한 학벌과 경력, 재산을 쌓느라 별별 짓을 다 했다.
이것들은 그가 고통을 벗어나는데 아무 도움이 안 되었다.
남은 건 '얼마 못 살 거라는 의사의 소견'과 '병투성이 몸뚱이' 뿐이었다.

그는 병의 원인을 분석했다.

과도한 학벌, 과도한 경력, 과도한 재산이 큰 몫을 했다.

"도대체 왜 이딴 것을 만드느라 인생을 낭비했지?"

그는 인생 막장에서 뒤늦게 후회를 했다.

의사의 소견은 과학적 견해로 과학은 대부분 맞지만 다 맞는 거 아니다.

그는 인생의 승자가 뭔지 찾아 보았다.

해탈의 경지, 참선의 경지, 도인의 경지.

이 경지는 '절대고독' 상태다.

고독은 외롭지만 절대고독은 외롭지 않다.

사람은 많은 사람들 속에서 그들과 비교하며 우쭐대거나 속상해 하지만 절대고독은 자유다.

인간과 소통하던 것을 자연과 소통하는 게 해탈이고 참선이다.

다 건강하게 오래오래 사는 방법이다.

건강하게 오래 사는 게 인생의 승자다.

'아무리 늦어도 늦은 게 아니다.'

그가 이런 마음을 먹고 해탈의 삶, 참선의 삶, 도인의 삶을 실천하자 죽음이 멀어졌다.

20여 년이 지났다.

77세인 희수(喜壽) 때 백두대간 종주를 했다.

88세인 미수(米壽) 때 다시 할 예정이다.

56

전립선, 방광, 난소, 신장은
한 지붕 한 가족이다

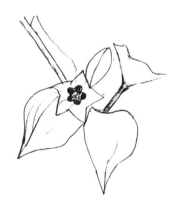

80대 노인이 연락을 했다.
"30여 년간 퉁퉁 붓던 다리의 부기가 빠지고 40여 년 만에 소변을 시원하게 봤습니다."

보름 전, 그는 나에게 왔다.
학자인 그는 엄청난 책을 읽고 수많은 치료를 받았다.
'알기는 쉽지만 행동은 어렵다.'고 했다.
그러나 제대로 아는 것은 참 어렵다.
책을 읽고 외우는 것은 쉽지만 제대로 책 속의 말을 깨치는 것은 어렵다.
책을 읽어 제대로 깨치면 행동은 저절로 된다.
그러나 세상은 이렇게 호락호락 논리대로만 돌아가지 않는다.

노인에게 숭늉 마시기, 발바닥에 공진단 추출액을 바르고 때리기, 한약 처방을 했다.
보름쯤 지나 연락이 왔다.
"수십 년간 퉁퉁 붓던 다리의 부기가 없어졌어요. 모처럼 시원하게 소변을 봤습니다."

노인은 30여 년 간 소변 문제로 애를 먹었다.
세계적인 생명공학자인 그는 수십 군데 신장 전문의, 비뇨기과를 방문하고 그가 지내던 미국의 신장 병원과 비뇨기과 병원을 찾아가 치료도 많이 받았다. 다 허사였다.

엄청나게 많은 전립선 기능식품도 먹었다.

신장에 좋은 식품도 먹었다.

소변 질환은 단순히 전립선만의 문제가 아니다.

전립선, 신장, 난소, 방광은 한 지붕 한 가족이다.

이 한 가족이 다 건강해야 전립선이 제 역할을 하고 소변을 시원하게 볼 수 있다.

당뇨약, 고질혈증약, 혈압약도 다 신장에 해롭다.

전립선에 좋은 식품이나 약도 신장에 해로운 경우가 많다.

전립선, 신장, 방광에 골고루 도움이 되는 약이나 식품, 운동을 찾아야 한다.

바나나, 토마토 이들은 칼륨이 많은 식품이다.

옥수수 수염, 산수유, 감초 이들은 칼륨이 많은 약초다.

약방의 감초, 항상 좋은 약초가 아니다.

산수유, 항상 남자에게 좋은 게 아니다.

신장에 좋은 칼륨이 신장기능이 나빠지면 칼륨 배설을 못해 오히려 독이 된다.

간 치료도 마찬가지다.

간장약에 뭐가 있지? 대답하기 어렵다.

누구나 다 아는 것 같은데 누구도 딱 잘라 말할 수 없는 게 간약이다.

신장에서 깨끗한 피를 간에 보내야 간세포가 제 기능을 하면서 간세포를 복제한다.

건강의 중심에는 신장이 있고 건강한 신장의 토대는 숭늉 마시기와 걷기, 발바닥 때리기에 있다.

중증 환자는 발바닥만 때려서는 별 효과가 없다.

공진단 추출액을 바르고 마사지를 한 후 때려야 한다.

발바닥 때리기는 물리적 기능이 있고 공진단 추출액은 생화학 기능이 있다.

물리적 기능과 생화학 기능이 만나면 서로 상승작용을 하고 건강한 신장을 만든다.

"설명할 수 있는 걸 설명하는 게 과학이고 설명할 수 없는 걸 설명하는 게 예술이다. 그리고 설명해서는 안 되는 걸 설명하는 것이 종교다."

'임마누엘 칸트'

사람의 앞날은 아무도 모른다.

인간은 과학과 예술과 종교가 복합된 신비한 생명체다.

57

혈액투석 환자의 백록담 방문기

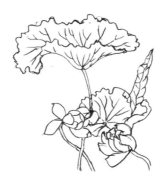

그는 젊었을 때 다이어트와 단식을 자주 했다.

피부질환이 생기고 신장에 무리가 왔다.

자주 부었다.

이뇨제를 먹자 신장이 나빠졌다.

결혼하고 애 둘을 낳았다.

40대 후반에 태풍 같은 시련이 닥쳤다.

약국을 했는데 직원이 손님에게 지어준 약에 문제가 생겼다.

"너의 직원이 준 약을 먹고 내 어머니가 죽었다."고 손님이 악을 썼다.

몇 년간 소송을 했다.

몸서리치는 고통의 세월을 보냈다.

여인은 죽고 싶을 정도로 속을 끓이다 쓰러졌다.

의식을 잃고 병원에 실려 갔다.

혈액투석을 해야 할 상황이 되었다.

혈액투석을 시작한 후 거의 외출을 안 했다.

트라우마가 생겨 약국도 할 수 없었다.

기도하며 독서하며 지냈다.

우울증, 요실금이 생겼다. 불면증도 따라왔다.

우울증 약, 요실금 약, 불면증 약을 먹었다.

체중이 엄청나게 늘어났다.

45kg의 체중이 80kg이 되었다.

숨쉬기가 힘들었다.

앉아 있기도 힘들었다.

화장실 가는 것도 먼 길 가는 것 같았다.

외출할 때는 요실금이 심해 기저귀를 차고 다녔다.

그는 '한라산 100번 올라간 청년 이야기'를 읽었다.

이 청년은 죽음 대신 죽음을 견뎌내는 고통을 통해 건강을 찾았다.

여인은 한라산 등반 계획을 세웠다.

처음에는 천천히 아주 천천히 거북이 속도로 갔다.

30분쯤 오르면 숨이 차 내려왔다.

발바닥이 아파 걷기가 힘들었다.

밤에 발바닥에 공진단 연고를 바르고 막대기로 때렸다.

한 시간 이상 때렸다.

두 달이 지나자 오래 걸어도 발바닥 통증이 없었다.

우울증, 불면증, 요실금도 슬그머니 사라졌다.

산에 갈 때마다 조금씩 조금씩 걷는 시간을 늘렸다.

투석하는 날 빼고, 교회 가는 날 빼고 일주일에 거의 두 번을
올라갔다.

봄에 시작한 한라산 오르기는 10월 말에 결승점인 백록담에
도착했다.
한라산 국립공원에서는 일몰시간에 맞춰 10월 말에는 2시까지
백록담에 도착하도록 했다.
그는 등산객 중 꼴찌로 2시 5분에 목적지에 도달했다.

산에 갈 때는 보온병을 가지고 갔다.
보온병에는 진한 숭늉이 있었다.
갈증이 날 때마다 한 모금씩 마셨다.
쉬지 않고 천천히 걸었다.
음식을 먹으면 산행이 힘들어 숭늉만 먹으면서 올라갔다.
간식으로 현미 누룽지를 50번 이상 씹어 먹었다.

한라산에 오르는 사람들은 몇 가지 특징이 있다.
산길을 마라톤처럼 달리는 젊은이들.
보통 걸음으로 오르는 사람들.
죽음을 앞에 놓고 성지 순례하듯 경건한 마음으로 천천히 걷는
사람들.
이들은 '죽음을 이기려는 사람들'이었다.

여인처럼 천천히 산에 오르는 사람들이 있었다.

어느 60대 남자는 췌장암 말기 진단을 받고 한라산에 오르기 시작했다.

부인과 같이 다녔다.

그는 산에 오르다 죽으려 했는데 2년이 넘도록 죽지 않았다.

숭늉과 누룽지만 먹으면서 산에 올랐다.

백록담을 여러 번 방문했다.

그는 췌장암 전문 의사였다.

COPD, 폐암, 신장암 3기 진단을 받고 한라산에 오르는 사람도 있었다.

한 달 안에 죽기로 됐는데 3년이 지났다.

그는 한라산을 오르내리는 동안 거의 숭늉만 마시며 출장식 호흡을 했다.

여인의 다음 목표는 후성유전학(Epigenetics)의 도전이다.

유전자도 변한다.

특히 절대 재생 불능이라는 뇌세포, 심장세포, 신장세포, 골수 연골세포도 환경에 따라 마음먹기에 따라 얼마든지 재생된다.

혈액투석 환자가 투석 없이 사는 경우는 아직 공식기록이 없다.

그는 이탈리아 산악인 '라인홀트 메스너'가 산소통 없이 에베레스트 정상에 오르듯 신장 살리기에 도전했다.

한 주에 3번 투석하다 2번으로 줄었다.
투석 시간도 반으로 줄었다.
이제는 한라산을 동네 작은 오름에 가듯 올랐다.

그는 30대의 건강한 몸으로 다시 약국을 시작했다.
췌장암 환자는 다시 병원을 차렸다는 소식이 있었다.
그들은 '죽음을 이겨내는 사람들'이 되었다.

58

죽으면 그만이지

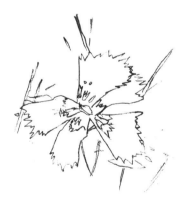

"아픈 사람들에게서 번 돈이니 어려운 사람들에게 돌려 주는 게 당연하지요."

- 김장하

"남을 도운 다음 공치사 않게 해 주세요."

- 니미츠

스님이 눈보라가 치는 어느 추운 겨울날, 고갯마루를 넘어서 이웃 마을로 가고 있었습니다.
저쪽 고개에서 넘어오는 거지 하나를 만났습니다.
곧장 얼어 죽을 듯한 그런 모습입니다.
스님은 자기 외투를 벗어줍니다.
외투를 벗어주면 자기가 힘들겠지만 지금 안 벗어주면 저 사람이 금방 얼어 죽을 것만 같습니다.
엄청난 고민 끝에 외투를 벗어준 것인데 그 걸인은 당연한 듯이 받고는 그냥 가려는 것입니다.

그래서 이 스님이 기분이 나빠진 거예요.
나는 엄청난 고민을 하고 벗어준 것인데 저 사람은 고맙다는 인사 한마디 없구나 싶은 거지요.
그래서 "여보시오. 고맙다는 인사 한마디는 해야 할 것 아니오?" 했더니 그 걸인이 하는 말이 "줬으면 그만이지. 뭘 칭찬을 되돌려받겠다는 것이요?"

그래서 그 스님이 무릎을 칩니다.
"아, 내가 공부가 모자라는구나.
그렇지, 줬으면 그만이지 무슨 인사를 받으려 했는가, 오히려 내가 공덕을 쌓을 기회를 저 사람이 준 것이니 내가 저 사람에게 고맙다고 인사를 했어야지, 왜 내가 저 사람한테 인사를 받으려 한 것이냐."
탄식하면서 그 고개를 넘어왔다는 이야기입니다.

- 김주완의 저서 ' 줬으면 그만이지'에서

이 책은 김장하 선생이 살아온 길을 쓴 책이다.
그는 한약방으로 수백억 원의 돈을 벌었다.
땅이나 건물을 샀다면 수천억 원이 됐을 거다.

그는 주장했다.
"'아픈 사람을 고쳐 번 돈이니 내가 편하게 사는 데 쓰면 안된다. 어려운 사람을 위해 써야 한다."
고통받는 환자한테 돈을 벌어 빌딩 사고 재산을 모았다고 자랑하는 사람들과는 결이 달랐다.

자동차도 산 적이 없었다.

자전거나 대중교통을 이용했다.

청렴하고 결백하게 살았다.

그가 세운 학교도 나라에 기증했다.

전 재산을 사회에 내놓았다. 모든 기부를 익명으로 했다.

자선이 아니었다.

"자선은 주는 사람을 교만하게 하고 받는 사람을 비굴하게 만든다. 그냥 줘. 아무도 모르게 줘. 그리고는 잊어. 줬으면 그만이야."

김주완의 책 '줬으면 그만이지'를 통해 김장하 선생의 선행이 세상에 알려졌다.

MBC 경남에서는 그의 다큐멘터리를 만들었다.

"줬으면 그만이지, 뭘 책을 내고 다큐멘터리를 찍고 수선을 떠냐."

그는 이 시대의 큰 어른이다.

남명 조식의 선비정신을 이어받은 큰 인물이다.

그의 인생관은 단순하다.

"똥을 쌓아 두면 구린내가 나지만 밭에 뿌리면 거름이 되어 꽃도 피우고 열매도 맺는다.

돈도 마찬가지다.

주변에 나눠야 사회에 꽃이 핀다."

누가 물었다.

"언제 가장 행복했지요?"

"항상 행복했지."

그가 운영하던 남성당 한약방은 2022년 문을 닫았다.

니미츠 제독은 미국 최초의 해군 출신 5성 장군이다.

아이젠하워, 맥아더와 어깨를 나란히 하는 2차세계대전의 영웅이다.

퇴직 후 그는 검소하게 살며 이런 기도를 했다.

"제가 늙으면서 말이 길지 않게 해 주소서.

늙어가며 어느 자리에 참석했을 때 꼭 한마디 해야겠다는 유혹에 빠지지 않게 해 주소서.

늙어가며 불의한 무리를 봤을 때 내 손으로 저들을 응징하겠다는 만용을 부리지 않게 하소서.

고민이 있을 때 걱정은 하지만 침울하지 않게 하소서.

남을 도운 다음 공치사 않게 하소서.

남의 고통을 덜어주는 자비심을 허락하소서.

저도 때때로 실수하는 사람임을 알게 하소서.

마음은 따듯해도 성자가 되지 않게 하소서."

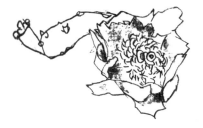

59

오줌과 스테로이드

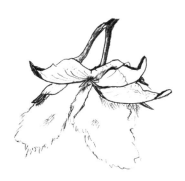

비염, 피부질환, 신장병으로 고생하는 환자가 왔다.

한 달 후 "비염이 많이 났어요. 그런데 피부질환은 여전해요. 소변도 시원찮고…"

"피부질환과 신장에 도움이 되는 약을 추가해 주세요."

또 한 달 후.

"피부병이 조금 났어요. 그런데 신장 기능은 별 차도가 없어요."

"신장에 도움이 되는 처방을 해 주세요."

또 또 한 달 후.

"이제는 비염도, 피부질환도, 신장 기능도 반쯤 좋아졌어요. 비염, 피부질환, 신장에 모두 다 도움이 되는 처방을 해 주세요."

그는 석 달 동안 같은 약을 먹었다.

명나라 의학자 장계빈이 쓴 경악전서(景岳全書)에 금수육군전(金水六君煎) 처방이 있다.

숙지황, 당귀, 반하, 백복령, 진피, 감초, 생강을 결합한 처방으로 기침, 가래, 감기가 심할 때 신장 기능을 강화해 질병을 물리치는 전략적 처방이다.

동양철학의 토대인 음양오행설에서 금(金)은 폐, 수(水)는 신장
이다.

오행 상생설에서 금생수(金生水)라 한다.

금은 엄마, 수는 자식으로 자식이 잘하면 엄마 병이 낫는다는
이론이다.

어찌 됐든 신장을 잘 치료하면 폐 기능이나 비염, 피부질환도
같이 치료된다.

여기에는 '스테로이드의 원리'가 함축되어 있다.

1950년대, 캐나다 병리학자가 스트레스를 받으면 제일 먼저 두
뇌가 아닌 신장 기능이 타격을 받고 부신피질 호르몬 생산에
문제가 생긴다는 사실을 알아냈다.

이 호르몬 생산에 문제가 되면 면역력이 약해진다.

스트레스를 격하게 받으면 신장 기능이 나빠진다.

남자의 경우 즉시 정력이 거덜 난다.

어제까지 10명의 여자를 거느릴 수 있다고 큰소리치던 남자가
번데기 신세가 된다.

부신피질 호르몬(스테로이드) 분비에 문제가 생긴 탓이다.

이 호르몬은 인체의 여러 기능을 활성화하지만, 특히 염증을
가라앉히는 물질이다.

19세기 말, 독일 사람이 수탉의 고환에서 스테로이드 성분을 추출해 의료용으로 사용했다.

그 후 그는 남자의 오줌에서도 이 성분을 추출했다.

1935년, 유럽의 제약회사에서 이 성분을 합성했다.

스테로이드는 만병통치 약, 기적의 약이라 했다.

1958년, 미국 식약청은 스테로이드 수입을 승인했다.

동의보감에서는 아이 오줌을 동변(童便)이라고 했다.

타박 손상, 어혈에 썼다.

자기 오줌을 윤회주(輪廻酒)라 했는데 멀미에 썼다.

특히 배를 타고 가다 심한 멀미가 생길 때 윤회주를 마시면 즉시 안정된다.

인시(人屎)는 똥으로 동변과 약효가 비슷하다.

정조는 오줌 마니아였다.

홧병이 있어도, 감기에 걸려도 오줌을 마셨다.

여러 핑계를 대고 수시로 마셨다.

독일 사람은 오줌에서 스테로이드를 추출했지만, 정조는 거르지 않고 통째로 마셨다.

임금이 오줌을 즐겨 마시자 조선시대 고위층 유학자들은 임금님의 취향을 따랐다.

어느 고급관료인 선비는 오줌 조롱박을 차고 다녔다.

밥은 굶어도 오줌은 마셨다.

그는 오줌을 미국 사람들이 콜라 마시듯 평생 즐겨 마셨다.

80대까지 건강하게 살았다.

그는 역모에 몰려 사약을 받았다.

사약은 부자(附子)와 비상(砒霜) 따위의 독약으로 만들었다.

그는 사약을 먹었으나 죽지 않았다.

관리들은 여러 번 사약을 먹여 그를 죽였다.

오줌 속 스테로이드 성분이 독성을 견디는 면역력을 생성했다.

스테로이드는 의사 처방이 있어야 환자가 쓸 수 있다.

올림픽 선수가 이 약을 먹으면 자격 박탈, 출전 금지다.

그만큼 좋은 약은 그만큼 몸을 상한다.

기운을 미리 당겨쓰는 셈이다.

스테로이드가 세상에 나온 후 많은 사람이 치료됐다.

그런데 이 기적의 약을 자주 쓰다 보니 부작용도 많이 생겼다.

우리 눈에 잘 보이지 않던 신장투석실이 곳곳에 생겼다.

COPD 환자도, 피부질환 환자도, 디스크 환자도 많이 생겼다.

광고의 절반이 전립선 치료약과 기구다.

그 많은 광고에도 환자는 늘어난다.

이유는 설명할 필요가 없다.

발기가 안 되는 남자는 불량품이라고 스스로 비하한다.

그 사람의 사회적 지위가 아무리 높아도, 그 사람의 재산이 아무리 많아도 고장 난 불량품 신세가 된다.

비아그라….

이 약은 고장 난 불량품을 자존감 넘치는 남자로 변환시키는 기적의 약이다.

그런데 이 대단한 약도 신장, 방광, 전립선. 이런 데 이상이 있으면 개밥에 도토리요 길가에 뒹구는 해구신(海狗腎)이다.

신장, 방광, 전립선.

이 삼총사가 제 기능을 하면 비아그라를 백 개 먹은 것보다 100배 효과가 있다.

60

진시황과 김일성

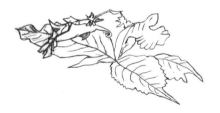

중국을 통일한 진시황은 새로운 프로젝트를 세웠다.

신하들에게 명령을 내렸다.

"불로장수(不老長壽). 죽지 않고 오래 살아야겠다.

불로초(不老草)를 찾아라."

그는 50살에 죽었다.

1977년, 김일성은 65세가 되었다.

그는 120세까지 무병장수하는 계획을 세웠다.

'조선 의학 연구소' 산하에 '동의학 연구소'를 차렸다.

속칭 '만수무강 연구소'였다.

이 연구소에는 4천여 명이 일을 했다.

1963년, 김일성은 봉한학설의 창시자 김봉한의 말을 듣고 북한 최고의 연구소 '경락연구소'를 차렸다.

김봉한은 경성제대를 나온 의사로 6·25 전쟁 때 북한으로 자진해서 가서 최고 위치의 의학자가 되었다.

유물론 신봉자인 서양 의학자가 관념론인 음양오행설을 바탕으로 하는 한의학을 연구했다.

그는 한의학의 핵심인 경혈(經穴)과 경락(經絡)의 실체를 과학적으로 규명해 '산알이론'을 발표했다.

이 이론은 '산알'이 경락인 혈관을 타고 다니다가 필요하면 경혈에 모여 만능 세포인 줄기세포를 만든다는 게 논리의 핵심이었다.

그는 줄기세포의 주재료인 산알들을 추출하여 아픈 곳에 주입하면 그곳에 필요한 세포가 생겨 어느 병이나 고칠 수 있다고 했다.
목뼈가 망가져 폐인이 된 사람에게 목뼈에 산알들은 주입하면 이 산알들이 새로운 목뼈를 만들어 폐인이 된 사람이 정상인이 된다는 이론이었다.
그야말로 만병통치 이론이었다.

김일성은 흥분했다.
'120살이 넘도록 무병장수할 길이 열렸구나.'
'전 세계의 불치병 환자들이나 무병장수를 바라는 부자들이 찾아오면 아랍의 유전보다 더 큰 돈들이 들어 오겠다.'

그로부터 50여 년이 지났다.
황우석 박사가 줄기세포로 앉은뱅이도 걸어 다니고 전신불수 환자도 벌떡 일어난다고 해 세상을 떠들썩하게 만들었다.
그러나 10여 년이 지난 지금도 임상에서는 반가운 소식이 없다.
김봉한의 '산알이론'은 황우석의 줄기세포보다 차원이 높은 것으로 '산알'을 모아 줄기세포를 창조하는 것이다.

그것은 하느님처럼 생명을 창조하는 이론이었다.

김일성은 '산알이론'에 큰 기대를 걸고 엄청난 투자를 했으나 실적이 없어 중국, 소련 의학계에 망신만 당하고 말았다.

1965년 이후 김봉한은 북한에서 사라졌다.

국회의원 안철수는 서울대 융합과학기술 대학원 원장을 했다.

이곳에서도 김봉환의 '산알이론'을 연구하는 부서가 있었는데 지금은 없어졌다.

김일성이 만든 장수연구소의 종사자는 4천여 명으로 기초의학자와 임상의학자가 각각 100명, 농작물 관리단이 800명, 가공 인원 1천여 명, 그 외 만년 제약공장, 수송 인원, 재정관리 인원이 있었다.

장수 연구진의 성과로 '산삼꽃'이 있다.

산삼꽃은 1년 내내 꽃이 피는 화초에 산삼, 웅담, 사향, 우황 따위의 약재를 농축, 주입해 꽃향기를 통해 각 약재의 유효성분이 나오게 하는 원리다.

김 주석은 자신의 집무실에 이 꽃을 두고 호흡을 통해 약재의 성분을 흡수했다. 이런 성분을 농축한 주사약 침도 있었다.

— 김일성 주치의 김소연 박사의 '만수무강 건강법'에서 발췌

김 주석은 엄청난 스트레스 속에서 살았다.

스트레스는 신장에 타격을 주고 남자들은 발기불능이 온다.

아무리 대단한 발기불능 치료제를 먹어도 소용없다.

비아그라를 한 트럭 먹어도, 사향으로 키운 산삼을 아무리 많이 먹어도 소용이 없다.

문제는 신장이 망가져 면역세포의 집합소인 림프절 기능이 떨어지는 게 더 큰 일이다.

스트레스가 심하면 목 디스크가 생긴다.

목 림프절이 굳어진다.

이걸 수술하면 반신불수나 전신불수로 고생하는 경우가 생긴다.

김일성은 스트레스로 목 림프절이 굳어져 작은 혹이 있었다.

그런데 동구 공산권이 무너지자 엄청난 스트레스를 받았다.

이게 예삿일이 아니었다.

자기 코밑에 닥친 사건이었다.

스트레스가 커지자 목뒤 밤톨만 한 경동맥의 혹이 무럭무럭 자라 주먹만 한 크기가 되고 심장마비로 이어져 죽었다.

김정일도 스트레스로 신부전증, 간경화가 왔다.

진시황, 김일성, 김정일. 다들 커다란 영화를 누리고 커다란 스트레스를 받았다.

진시황은 50세도 못 살고 죽었다.
김정일도 질병으로 고생하다 비교적 빨리 죽었다.

불로장수 약은 없다.
만병통치약은 없다.
황제이건, 대통령이건, 재벌이건, 노숙자이건 병 앞에 평등하다.
만병통치약은 그 약을 만드는 자본가에게 좋은 것이다.
유명한 건강식품은 그 식품을 만드는 사업가에게 좋은 것이다.
진시황과 김일성을 봐라.

61

강신장(強腎臟)

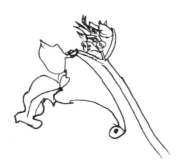

노인은 젊은 여인들과 살았다.

몇 년이 지나 여인이 도망가면 새로운 여인을 데려왔다.

이런 일들이 번번이 일어났다.

'늙은이라 사내 구실을 못 하니 그럴 수밖에.'라고 상상했는데 실상은 반대였다.

여인들은 밤마다 설치대는 노인의 허릿심을 감당할 수 없어 줄행랑을 쳤다.

75세 노인이 면사무소에 갔다.

직원이 물었다.

"무슨 일로 오셨지요?"

"출생신고를 하러 왔어."

"손자예요? 축하드려요."

"아니야."

"증손자예요?"

"아니."

"그럼, 누구예요?"

"이놈아! 내 아들이다!"

출생신고를 하러 온 노인의 목소리는 쩌렁쩌렁했다.

담당 직원은 물론 옆에서 사무 보던 직원들도 일제히 '슈퍼 노인'을 바라보았다.

노인이 출생신고를 하러 면사무소를 간 게 7~8년 전이니 지금
은 80세가 훌쩍 넘었다.
그는 아직도 정정해 쌀 한 가마니를 쉽게 들어 올린다.
젊은 시절에는 지게에 쌀 세 가마를 지고 날랐다.
예전에 장정들은 두 가마를 날라야 사람 구실을 했다.
마을마다 특별히 힘센 장정이 한두 명이 있었는데 이들은 세
가마를 다뤘다.
노인은 젊은 시절, 홍천 장날이 서면 잡곡 한 가마를 지게에 지
고 고불고불한 산길을 넘어 홍천까지 갔다.
올 때는 소금과 생필품을 사서 집으로 돌아왔다.

산골에서 홍천까지는 50km다.
서울에서 부산까지가 천 리 길이니, 노인은 쌀 80kg을 지고 열
흘 안에 도착할 수 있었다.
그에게는 울트라 마라톤, 철인경기, 걸어서 전국 일주, 백두대
간 종주. 이런 건 애들 장난이다.

에베레스트 B.C에서 내려와 루크라(2,840m) 마을에서 포터들
과 헤어졌다. 젊은 포터에게 물었다.
"집에 가는 데 얼마나 걸리니?"

"삼 일이요."

"잠은 어디서 자고?"

"어두워지면 아무 집이나 헛간에서 자요."

"그들은 많은 짐을 지고 집으로 간다."

슈퍼맨은 새벽에 첫닭이 울면 간단한 요기를 하고 길을 떠난다.

해가 중천에 있을 때 홍천 장에 도착한다.

장터에서 국밥 한 그릇을 먹고 곡식을 팔아 필요한 생필품을 산다.

다음 날, 일찍 집으로 향한다.

산 중턱에서 잠깐 쉬면서 담배 한 대 태운다.

쉴 때는 지게를 바위에 기대고 서서 쉰다.

물 한 모금 먹고, 담배 한 대 피우면 즉시 걷는다.

일단 앉으면 일어설 기력이 없다.

그래서 반드시 서서 쉬어야 한다.

그들은 요일이나 시간 개념이 없었다.

24절기, 설날, 추석, 장날만 기억했다.

우리나라에서 공식적으로 요일을 사용한 것은 1895년 갑오경장 이후다.

산골 사람들은 첫닭이 울 때 일어나 해가 중천에 있을 때 점심밥을 먹고 날이 어두워지면 잤다.
새벽 3~4시가 되면 첫닭이 운다.
그들은 이 시간이 기상 시간이다.
첫 닭의 기상 나팔 소리에 따라 하루를 시작한다.

자동차가 두 다리 역할한 지 채 100년이 안 되었다.
다리 힘으로 무거운 짐을 지고 온종일 산길을 걷고 일했다.
인류의 조상이 세상에 나온 것은 50만 년 전이다.
그동안 온종일 걸으면서 살았다.
그들은 두 다리가 자동차고 산길이 고속도로였다.
산길은 '대동여지도'나 '동국여지승람'에 자세히 나와 있다.

현대문명이 설친지 100년쯤 된다.
자동차는 현대인을 앉은뱅이로 만들었다.
50만 년 된 인간의 DNA가 100년도 안 된 현대문명에 끌려다니느라 애를 먹고 있다.

다리 힘이 뛰어난 슈퍼맨은 젊은 운동선수들을 뛰어넘는 체력이 있고 허릿심은 고성능 미사일 수준이었다.
그는 대낮에도 밭에서 일하는 부인을 불렀다.
"여보!"

그러면 같이 일하는 아낙들이 부인의 등을 떠밀었다.

"새댁! 빨리 집에 가."

새댁은 얼굴을 붉히면서 집으로 간 후 30분 후에 밭으로 다시 나왔다.

부인은 30대 과부로 노인에게 시집을 왔다.

노인의 첫 부인이 도망간 후 여러 명의 과부가 시집을 왔다가 아이 하나나 둘을 낳고 도망쳤다.

사람들은 과부들이 노인이 사내 구실을 못 해 도망간 줄 알았는데 그 반대였다.

노인의 무서운 허릿심을 감당할 수 없었던 것이다.

여인들은 온종일 뼈 빠지게 일하고 집안일을 살피면 거의 초주검이 된다.

그런데 밤에 노인이 미친개처럼 대들면 재미는커녕 또 다른 중노동이 된다. 간혹 대낮에도 밭에서 일하는 부인을 부르니 그 고통은 말할 수 없다.

노인의 본업은 심마니다.

자동차 길이 생기자 노인이 짐을 지고 홍천을 다녀올 일이 없어졌다.

그는 산에 가 소득을 챙긴다.

노인의 목장은 넓다.

오대산, 방태산, 계방산, 개인산, 설악산.

서울보다 넓은 지역을 다니는데 이 안에서 돈 될 만한 것으로 눈에 보이는 것은 대부분 노인 몫이다.

약초, 버섯, 뱀, 야생동물….

겨울에는 산토끼를 하루 십여 마리씩 잡았다.

눈이 쌓인 산에는 토끼가 다니는 발자국을 알 수 있었다.

이 길목에 올가미를 설치한다.

그는 몇 개의 산을 넘으며 백여 개의 올가미를 설치했다.

산을 5~6시간 다니면서 올가미를 설치한 후 되돌아오면 공치는 날도 많았지만 십여 마리 토끼가 걸려 있는 날이 많았다.

어느 해 겨울, 노인이 나에게 연락했다.

"화타 선생, 이백 근짜리 산돼지를 사겠소?

"잡았나요?"

"앞산에 지나가는 걸 봤어요."

그는 특히 겨울철에 눈에 보이는 산돼지, 노루 따위는 다 제 것으로 친다.

눈에 찍힌 동물의 발자국을 추적하면 100% 성공한다.

궁금했다.

노인의 힘은 어디서 나왔을까?

노인은 산이 아무리 높아도, 길이 아무리 험하고 멀어도 별거 아니라는 자신감이 있었다.

그는 젊은 시절, 백두산 근처에서 지내며 많은 도인과 지냈다.
도인들은 유황(硫黃)이나 수은(水銀), 비상(砒霜) 따위의 독약을 가공한 제품을 써 일찍 몸을 상한 사람이 많았다.
그런데 그가 사부님으로 모신 도인은 호흡을, 출장식 호흡을 양생의 기본으로 했다.
일 분에 한 호흡을 했다.
40초 내쉬고 20초 동안 들이 쉬었다.
온종일, 잠자면서도 했다.

하루 한 끼를 먹었다.
옥수수밥이나 감자밥을 먹으면서 100화주(花酒)를 소주잔으로 한 잔 마셨다.
100화주는 100가지 이상의 꽃을 소주 항아리에 넣고 3년 이상 발효시킨 것이다.

노인은 백두산 물앵두나무를 정력제로 쳤다.
이 나무는 이른 봄에 제일 먼저 흰색의 꽃이 피는데 앵두보다 작은 빨간 열매를 맺는다.

가을에 잎이 다 떨어지면 동쪽으로 뻗은 뿌리를 캐 말린 후 차를 끓여 마시면 70, 80세에도 대낮에 여자가 그리워진다고 했다.

음양오행에서 동쪽은 목(木)이고 간(肝)이다.
간과 정력은 같은 곳을 가리킨다.
이 처방대로 하면 30대의 비리비리한 남자가 80대에도 아내에게 큰소리친다고 했다.
그러나 이 비방만으로는 어림도 없고 온종일 산에 다니고 호흡해야 한다는 말을 덧붙였다.
물앵두나무 뿌리는 백두산 같은 고지대에서 자생하는 게 효과가 있다.

노인에게 물었다.
얼마나 큰 산삼을 캤지요?
"100년~120년."
"얼마나 받았어요?"
"경찰서장이 와서 경무대 이승만 대통령 박사 준다고 가져갔는데. 나중에 쌀 몇 가마를 받았지."
"평생 산삼을 얼마나 캤지요?"
"한 가마 이상 캤을 거요."
"영감님은 산삼을 많이 드셨지요?"

"조선 임금들은 산삼을 잔뜩 먹고도 얼마 못 살았어. 나 같은 사람은 먹을 필요가 없더군. 먹으나 마나야."

노인은 80대에도 30대~40대의 건강을 유지하고 아이를 낳았다.
술, 담배 안 하고 열심히 일하고 하루 한 끼 먹고 출장식 호흡을 한 게 노인을 강신장(强腎臟) 슈퍼맨으로 만들었다.

하나 더, 영웅 안중근, 영웅 윤봉길이 롤 모델인 그는 백두산과 만주 벌판에서 왜놈, 마적, 굶주림 따위와 마주했지만 흔들리지 않았다.
그는 죽음을 이겨내는 무수한 상황을 버티다 보니 세상에 두려운 게 없었다.
강심장(强心臟)이 강신장(强腎臟)의 원천이었다.

'누우면 죽고 걸으면 산다.' 1권에 수록한 것을 다듬었다.

62

쥐오줌풀과 우울증

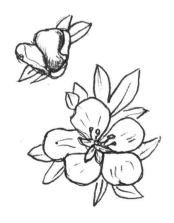

옥시토신(Oxytocin).

옥시토신은 사랑의 물질, 행복의 물질이다.

산모가 아기에게 젖을 먹일 때 산모는 큰 행복을 느끼며 뇌에서 옥시토신이 분비된다.

여자가 올가니즘 상황이 오면 옥시토신이 분비된다.

그는 일을 마치면 곧장 집으로 돌아왔다.

술, 담배, 잡기를 안 하는 모범적인 가장인데 취미는 독서와 저술 그리고 섹스였다.

섹스. 그는 섹스 마니아였다.

하늘(SKY)을 거쳐 아이비리그(Ivy League)에서 심리학 박사 학위를 받은 그는 엎드린 개 자세(Downward-facing Dog)를 아내에게 밤마다 요구했다.

스트레칭과 혈액순환에 좋다는 이 자세는 취향에 따라 호불호(好不好)가 하늘과 땅처럼 갈린다.

그는 부인이 암캐처럼 엎드려 엉덩이를 쳐들면 엉덩이를 때리며 헐떡거렸다.

독실한 기독교 집안에서 태어난 여인은 이런 개 같은 섹스에 심한 수치심과 굴욕감을 느꼈다.

남편은 이 자세를 취해야 사정(射精)했지만 여인은 오르가슴은 커녕 조폭에게 강간당하는 기분이었다.

모멸감만 늘어났다.

모멸감이 누적되자 공황장애로 이어졌다.

옥시토신은 사랑의 물질, 행복의 물질이다.

엄마가 아기를 안고 젖을 먹일 때 옥시토신이 분비되며 가장 큰 행복을 느낀다.

여자가 오르가슴을 느낄 때도 옥시토신이 분비된다.

부정적인 섹스나 강간 같은 상황에서는 이 물질이 나오지 않는다.

부인에게 섹스는 죽음이고 지옥이었다.

심리학자인 남편은 아내의 심리는 전혀 안중에 없었다.

그들은 오 년 만에 이혼했다.

부인에게는 오 년의 세월이 50년보다 길었다.

그는 집안에 틀어박혀 외부와 단절했다.

신경 안정제인 바륨에 의존했다.

하루 3알씩 삼시세끼 밥 먹듯 했다.

점점 먹는 양이 늘어났다.

무기력증이 생겼다.

소화불량, 변비, 불면증도 생겼다.

우울증이 심해지자 벼랑 끝에서 뛰어내리는 꿈을 자주 꾸었다.

자살 충동을 수없이 느꼈다.

죽을 것 같았다.

'그가 말했다. 벼랑 끝으로 오라.

그들이 대답했다. 우린 두렵습니다.

그가 다시 말했다. 그들이 왔다.

그는 그들을 밀어 버렸다. 그리하여 그들은 날았다.'

-아폴리 네르

"질병은 그저 질병이다. 치료해야 할 그 무엇일 뿐이다.

질병은 삶을 따라다니는 그늘, 아무리 발버둥 쳐도 따라다닌다."

-수전 손택

그렇다. 질병은 아무리 발버둥 쳐도 그림자처럼 따라다닌다.

죽어야 끝난다.

수전의 말이 맞는다.

'죽음을 이겨내는 사람'이 되자.

여인은 밖으로 나왔다.

세상 속을 걷기 시작했다. 온종일 걸었다.

지칠 때까지 걸었다.

바륨은 향정신성 의약품으로 신경정신과 의사가 처방하는 신경 안정제이다.
이 약은 한약재인 길초근(吉草根)과 성분이 비슷하다. 서양에서는 이 뿌리를 발레리안(Valerian)이라고 했다.
발레리안을 물이나 술로 추출해 진통제나 이뇨제, 불안이나 불면증에 썼다.

그는 향정신성 의약품인 바륨 대신 길초근 끓인 물을 먹었다.
길초근은 쥐오줌풀이라 부르는데 전국 아무 데나 잘 자란다.
쥐 오줌 냄새가 나 먹기가 역해서 계피 생강 물에 섞거나 진한 숭늉에 타 먹었다.
그는 뇌 신경에 도움이 되는 총명탕(總明湯) 재료도 같이 넣었다.
총명탕은 동의보감에 수록된 처방이다.
백복신, 원지, 석창포. 이 총명탕 재료들은 건망증, 알츠하이머에 도움이 된다.

길초근 대신 귀비탕도 합방했다.
총명탕＋계피＋숭늉＋(길초근, 또는 귀비탕)을 몇 달 먹자 그는 바륨이 없어도 견딜 수 있었다.

온종일 걷고 총명탕을 계속 먹자 머리가 맑아졌다.

잠자다 '사내 생각'을 하는 꿈을 자주 꾸었다.

전 남편과 개처럼 하면서 즐거워하는 해괴망측한 꿈도 꾸었다.

'뇌와 신장은 한배를 탔다더니…'

낮에도 수시로 '사내 생각'이 났다.

'사내 생각'은 혈액순환이 잘 된다는 신호다.

남자는 '발기'라는 반응으로 나타나지만, 여자도 그 비슷한 반응이 나온다.

남자만 꼴리냐? 여자도 꼴린다.

'조선시대, 수절하는 과부가 남자 생각이 날 때마다 허벅지를 바늘로 찔렀다.'라는 이야기를 이해할 수 있었다.

머리가 맑아지면 신장 기능이 향상된다.

이 기능이 제대로 작동해야 혈액순환이 잘 되고 건강한 20대 같은 능력이 생긴다.

여인은 건강한 몸이 되자 인생관도, 섹스에 대한 관점도 바뀌었다.

몸이 가는 대로, 생각이 흐르는 대로 여러 남자와 소통했다.

'윤리의 덫'에서 해방된 자유인이 되었다.

섹스는 악몽이 아니라 축복이었다.

'이렇게 멋진 세상, 몸서리치는 전율을 느끼는 세상이 있다니…
.'

예전에 미친 놈으로 보이던 남편이 보고 싶었다.

개처럼 하던 섹스가 그리웠다.

개처럼 하거나 누워서 하거나 올라가 하거나 관념의 문제 아닌
가? 여인은 큰 아픔을 통해 죽음을 이겨내고 멋진 세상으로 들
어갔다.

"일단 걸으세요. 배고프면 밥 먹듯 질병은 그저 질병, 일단 걸
어 보세요."

상담심리사인 여인의 지론이다.

친정엄마는 40대에 남편을 잃었다.

'저 나이면 사내가 없어도 그만 아닐까?'라고 생각했다.

엄마는 우울증으로 고생하다 노망 증세를 보였는데, '죽음을
이겨내는 걷기'와 이 처방으로 건강한 노파가 되었다.

홀몸이 된 이후 모친은 경건한 수녀님처럼 살며 그림만 그렸다.

모친은 건강을 되찾자 무섭게 변했다.

10살 가까운 연하의 제자와 절친이 되더니 옥시토신이 넘치는
여자가 되었다.

모친은 노파의 탈을 벗은 50대의 멋진 화가로 환골탈태(換骨脫
胎)했다.

'죽음을 이겨내는 정신력'이 기쁨을 불러오고 옥시토신이 흐르
는 행복한 몸을 만든다.

63

태풍이 불면 선원들은 파도를
보지 않고 선장의 얼굴을 본다

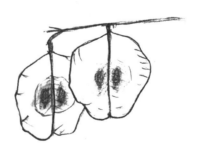

질병이 닥치면 몸은 질병을 보지 않고 주인의 정신을 살핀다.

병원에서 말했다.
"몇 달 남았으니 그냥 가세요."
서운했다.
'사람의 목숨은 하늘에 달렸으니 최선을 다해 보세요.' 같은 말이라도 이렇게 하면 혀가 썩나.

그는 눈을 똑바로 뜨고 젊은 의사에게 말했다.
"나는 20년 후에 죽어. 절대 그전에는 죽을 수 없어."

의사는 그를 미친 할멈 보듯 했다.
40대 나이에는 70대 할멈의 마음을 알 수 없다.
'욕심도 많지. 살 만큼 살고도 훨씬 지났는데…'
20년이라니….
왜 하필 20년이야. 그는 절대 죽을 수 없었다.

죽은 남편의 연금으로 장애인 아들과 병약한 여동생을 데리고 생활했다.
그가 죽으면 연금이 끊긴다.
아들과 여동생은 굶어 죽거나 보호소에 가야 한다.

그는 20년은 더 살아야 이들의 노후 연금이 생긴다.

'나는 절대 안 죽는다.'를 화두로 삼았다.
'20년 후에 죽는다.'가 신념이 되었다.
출장식 호흡, 걷기, 화타승늉 마시기, 발바닥 때리기 따위를 양생의 기본으로 했다.

엄청 아파서 죽고 싶은 날이 살고 싶은 날보다 많았다.
암세포가 요란을 떨어 임종 직전까지 여러 번 갔다.
굶어 죽어가는 아들과 동생을 생각하며 버렸다.
길바닥에서 떨고 있는 아들과 동생을 생각하며 견뎠다.
태풍이 지나면 잔잔한 바람이 오듯 엄청난 고통을 버티니 편안함이 찾아왔다.

태풍이 오면 선원들은 파도를 보지 않고 선장의 얼굴을 본다.
선장의 얼굴이 당당하면 선원들은 안심하고 일한다.
내 몸도 마찬가지다.
내 정신이 질병에 의연하면 몸도 의연하게 질병에 대든다.
꼿꼿한 그의 모습을 보고 아들과 동생이 불안한 마음을 지운다.
"곧 죽는다더니 아니네…."

60년 이상 살다 보면 아프지 않은 사람이 없다.

늙은이와 낡은이의 차이는 뭘까?

늙었다는 건 오랜 세월의 모진 풍파를 견뎌냈다는 인증서다.

여러가지 면역력이 이순신 장군의 훈장처럼 많다는 경력 증명서다.

건장한 젊은이가 돌연사하는데 골골거리며 날마다 죽는다는 늙은이가 오래오래 사는 이유다.

제대로 늙은 사람은 아침마다 세상에 인사한다.

"살아서 고맙소."

"오늘도 열심히 살겠소."

암기와 기억은 차이가 있다.

식자공이 수 천자의 한자를 암기한다고 한학 지식이 있는 게 아니다.(예전에는 납으로 글자를 만들어 이 글자를 조립해 글을 만들어 인쇄했다. 글자를 조립하는 사람을 식자공이라고 했다. 이를 활판 인쇄라 했다. 지금은 박물관에 가야 볼 수 있다.)

암기한 한자는 뇌세포와 같다.

이 뇌세포들의 연결고리인 시놉시스가 튼튼해야 기억력과 판단력이 좋아진다.

암기는 변하지 않지만, 기억과 판단은 항상 변한다.

우리는 많은 책을 읽고 많은 경험과 체험을 통해 좋은 기억, 튼튼한 기억, 현명한 판단을 만든다.

기억은 언제나 업그레이드될 수도, 다운그레이드될 수 있다.
못난이는 기억을 다운그레이드시키고 현명한 자는 기억을 업그레이드시킨다.
명포수는 놓친 짐승만 기억하고 똥포수는 잡은 짐승만 기억한다.
공부 못하는 애는 맞춘 문제만 기억하고 공부 잘하는 애는 실수한 문제만 기억한다.

"마음을 비워라."
"자신을 가져라."
이런 건 책만 읽은 식자공, 죽은 지식인의 말이다.

처절한 체험과 학습을 통해 기억을 업그레이드시키면 마음이 강해지고 자신감이 생긴다.
상상력, 감성, 투지, 용기, 의지, 지성 따위는 이런 기억의 부산물이다.
멋진 기억을 만들고 신념을 키워 힘찬 하루를 보내자.
힘찬 하루가 모여 힘찬 일생이 된다.

태풍이 오면 태연한 선장의 얼굴이 선원들을 용감하게 만든다. 어려운 병이 찾아와도 당당한 정신은 우리 몸의 60조 개의 세포를 용감한 검투사로 만든다.

당신의 세포는 다 검투사인가?

64

편의점이 준 선물

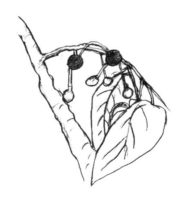

그는 10여 년 가까이 편의점을 운영했다.

넉넉한 집안에서 태어나 넉넉한 교육을 받고 비슷한 수준의 남자와 결혼했다.

남편은 하는 사업마다 망했다.

시집 재산을 다 말아먹고 처가 재산도 손해를 입혔다.

남편은 빛나는 학력에 대기업 대표 이사만 하다 실업자가 되니까 할 일이 없었다.

힘쓸 일은 너무 늙어서 할 수 없고 머리 쓸 일은 자리가 없었다.

정치인이나 대기업 이사장 이외에는 할 게 없었다.

여인은 친정에서 물려준 건물에서 장사를 시작했다.

그럭저럭 생활이 됐는데 옆에 큰 편의점이 생기자 손님들이 그곳으로 몰려갔다.

적자가 났다. 건물을 담보로 은행 대출받았다.

장사는 점점 힘들어졌다.

직원들을 다 내보내고 아들과 딸 동생들이 거들었다.

집안 식구들이 큰 힘이 되었다. 남편만 제외하고….

5년 전부터 이자 내는 게 큰일이 되었다.

알코올 마니아인 남편은 야비한 사람으로 변했다.

'곧 거액의 돈이 들어온다. 고위층에서 높은 자리 영입을 제의했다.'

거짓말을 밥 먹듯 하고 부인 몰래 제2금융권 대출받아 스포츠카를 사고 골프를 하고 젊은 여자들과 시시덕거렸다.

달마다 은행 이자 내는 것도 지옥이지만 남편의 너절한 꼴을 보는 것은 더 끔찍했다.

세상은 노력만 한다고 되는 게 아니었다.

체험으로 얻은 게 있었다.

'평생 피나는 노력을 해도 쪽방 신세인 사람들이 얼마나 많은가?'

몇 년 전, 남편이 쓰러졌다. 간경화로 입원했다.

빚을 얻어 남편 치료를 했다.

건물은 껍데기만 남았다.

빚에 시달리다 보니 사는 게 죽는 것보다 못했다.

밤마다 기도했다.

"자다가, 자다가 죽게 해 주세요."

그러나 자식들을 생각해 마음을 고쳐먹었다.

'사는 게 축복이다, 생존이 행복이다.'

'밥 딜런 외할머니가 어린 밥에게 말했다지. 행복은 뭔가 얻으려고 가는 길에 있는 게 아니고 길 자체가 행복이란다.'

3개월 전, 남편은 폐암 말기 진단받았다.
더 이상 가망이 없다고 했다.
그는 술, 담배를 끊었다.
기왕 죽을 거 인제 와서 왜 끊었는지….

부인은 2년 전부터 다리와 장딴지가 부었다.
신장 기능이 50% 이하라는 진단을 받았다.
부정맥이 심했다. 사소한 소리에 놀라 가슴이 벌렁거렸다.
귀울림, 백내장, 망막변성이 생기고 황반변성 증세가 있었다.
그도 남편처럼 언제 죽을지 알 수 없는 몸이 되었다.

금수저를 물고 태어나 금수저를 빨고 자란 부부는 금수저를 휘두르며 살았다.
그들은 흙수저 인생들을 연민의 정으로 보다가 순식간에 흙수저 신분이 되었다.
한 번 금수저는 영원한 금수저인 줄 알았는데….

편의점을 남에게 넘겼다. 건물도 함께 넘겼다.
동시에 빚 걱정도 날아갔다.

편의점을 넘기는 날, 모처럼 홀가분한 마음으로 길을 걷다가 자동차 사고를 당했다.

술에 취한 운전자가 인도로 뛰어들었다.
큰 사고였다.
어깨 쇄골이 부러지고 다리뼈들이 여러 개 부서졌다.
죽지 않은 게 이상했다.
다행히 머리와 허리는 멀쩡했다.
병실에 누웠다.
몸은 아팠지만 10여 년간 끼고 살던 두통이 사라졌다.
더 이상 돈 걱정을 안 하니 몸 아픈 것은 아픈 게 아니었다.
돈 걱정에서 해방된 병원 생활은 천국이었다.

꼴도 보기 싫던, 개만도 못한 남편이 열심히 병 수발을 했다.
마더 테레사보다 더 지극정성으로 아내를 살폈다.
파렴치한 인간이 천사 노릇 하다니….
"이놈이 죽을 때가 되더니 두뇌 코드에 이상이 생겼나?
뭘 잘못 먹었나? 벼락을 맞았나?"
남편의 간병은 여러 달 변함없이 이어졌다.

주위에서 칭찬이 자자했다.
같은 병실에서 간병하던 여인들이 말했다.

"저런 남자와 한 번 살아 봤으면…."

죽기 직전인 그는 자기 몸은 아랑곳하지 않고 열심히 부인을 간병했다.

4개월이 지났다.

그는 멀쩡한 몸이 되었다. 퇴원 수속을 밟았다.

남편의 얼굴을 보았다. 딴 남자였다.

야비한 얼굴, 검푸르죽죽한 얼굴, 항상 부은 얼굴….

이런 모습은 온데간데 없었다.

10여 년간 쌓은 남편의 흉한 모습이 청년기의 멋진 남자가 되었다.

부인은 놀랐다.

"세상에…. 이럴 수가 있다니…."

퇴원하는 길에 건강검진을 했다.

남편의 몸에서 암세포가 사라졌다.

여인의 신장 기능은 정상이 되었다. 안과 질환도 없었다.

그들은 병원에 있는 동안 '화타숭늉'을 마시고 '생들기름'으로 가글을 하고 삼켰다.

입에 염증이 심해 율무죽을 먹었다.

현미밥을 50번씩 씹어 먹었다.

반찬으로는 채소와 10년 묵은 간장, 3년 된 된장을 썼다.

그들은 병원을 나오면서 장영희 교수의 '내가 살아보니까'를 가슴에 새겼다.
'내가 살아보니까,
사람들은 남의 삶에 별로 관심이 없더라.
내가 살아보니까,
남들의 가치 기준에 따라 내 목표를 세우는 것이 얼마나 어리석고,
나를 남과 비교하는 것이 얼마나 시간 낭비이며,
그렇게 함으로써 내 가치를 깎아내리는 것이 바보 같은 짓인 줄 알겠더라.'

그들은 버킷리스트를 만들었다.
"목표 없는 게 목표다."
"숨 쉬고 사는 게 축복이다."

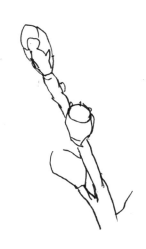

65

어떻게 죽을 것인가? A

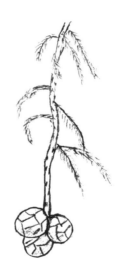

신부님이 물었다.

"천당 가고 싶은 사람?" 모두 손을 들었다.

"당장 가고 싶은 사람?" 아무도 손을 들지 않았다.

"죽음을 이기는 사람이 되고 싶은 사람?" 모두 손을 든다.

천당이나 극락은 죽어야 가는 곳이다.

천당, 극락이 아무리 좋아도 죽기는 싫다.

'개똥밭에 굴러도 이승이 낫다.'라고 했다.

생명(生命)을 버려야 사명(死命)을 얻어 천국이나 극락에 간다.

생명을 버리는 게 이렇게 어렵다.

"이러나 저러나 죽을 목숨, 어찌 적의 손에 욕보기를 기다릴쏘냐?"

의열단원 박재혁은 서적상으로 위장하여 상해에서 일본을 거쳐 부산에 도착했다.

박재혁은 부산경찰서장을 만났다.

그는 폭탄을 서장에게 던졌다.

폭발음이 나며 두 사람은 쓰러졌다.

서장은 즉사하고 박재혁은 중상을 입었다.

왜적은 중상을 입은 박재혁을 심문했다.

"이나 저나 죽을 목숨, 어찌 적의 손에 욕보기를 기다릴쏘냐?

내 목숨 내 손으로 끊자!"

그는 밥풀 한 알, 물 한 모금 먹지 않고 버틴 지 9일 만에 세상을 떠났다.

의열단은 신념을 위해 목숨을 바친 20대 젊은이들의 모임이다.

- 박태원의 '약산과 의열단'에서

그는 말기 대장암 진단을 받았다. 신장에도 전이 되었다.

의사가 항암치료를 권했다. 그는 거부했다.

말기 암 환자의 항암치료는 고통스럽게 목숨을 이어가다 죽는 연명치료다. 그는 연명치료보다 죽음을 선택했다.

스위스 안락사를 검색했다.

일단 가입하고 회비를 내고 왜 안락사하는지 설명서를 제출한 후 합격하면 안락사를 해 준다. 꽤 까다롭다.

비용은 2천만 원이다. 가는 비행기 값은 본인 부담이다.

당연히 편도 비행이다. 죽는 비용이 만만찮다.

의열단 청년은 9일간 단식해 죽었는데 이렇게 복잡하게 죽을 필요가 있을까?

그는 오랫동안 장거리 화물차를 운전하다 운송회사를 경영했다.

집에 있으면 죽을 듯 아프다가 운전만 하면 통증이 사라졌다.

안락사의 한 방편으로 운전하다가 죽기로 했다.

그는 뭐든 30분 이상 하지 못했다.

독서, TV 보기, 운동 경기, 당구, 고스톱….

뭐든 30분만 하면 싫증이 났다.

그런데 운전은 10시간이나 15시간을 계속해도 싫증은커녕 신바람이 났다.

하나 더, 낚시는 운전처럼 몇 시간이고 끈질기게 할 수 있었다.

그가 오랫동안 할 수 있는 것은 운전과 낚시질 두 가지뿐이었다.

캠핑카로 개조한 카니발을 타고 전국을 돌았다.

먼저 백두대간 50고개를 넘었다.

다음 강화도에서 출발해 서해안을 달렸다.

고속도로는 피하고 일반도로로 달렸다.

주위의 국보, 보물, 천연기념물, 지방문화재를 다 찾아보았다.

우리나라에 이렇게 멋진 곳이 많다니….

그동안 사는데 정신 팔려 이런 좋은 걸 볼 틈이 없었고 남은 건 전신암 뿐이었다.

통증이 와 정신이 가물가물하면 아무 곳에나 세워놓고 침대에 누웠다.

'드디어 죽는구나…. 고통 끝이구나!'

정신을 잃고 밤을 보내니 햇빛이 눈에 들어왔다.

'어라! 아직 안 죽었네.'

목포를 지났다. 남해안 해안선을 달렸다.

많은 섬이 육지와 이어졌다.

섬들을 찾아다니다 보니 여러 날이 지났다.

거제도에서 가거대도를 지나 부산에 도착했다.

이른 봄에 떠났는데 여름이 왔다. 넉 달이 지났다.

그는 철저히 식이요법을 외면했다.

인류는 500만 년 전 지구에 나타난 후 항상 먹을 게 부족했다.

없어서 못 먹었지, 이것저것 골라 먹은 지 100년도 안 되었다.

현대문명이 아무리 대단해도 우리 DNA는 500만 년 전이나 지금이나 별 차이가 없다.

"식이요법? 개나 물어가라!" 아무거나 먹었다.

먹고 싶은 건 닥치는 대로 먹었다.

"죽기로 작정했는데 뭘 따지냐?"

그래도 한 가지는 골라 먹었다.

잡은 생선을 통째(내장이나 비늘을 빼지 않고 몽땅)로 고아 국물을 먹었다. 생강과 자소엽(紫蘇葉)을 넣고 끓였다.

자소엽은 들깨와 사촌지간인데 자주색이 나고 들깨보다 번식력이 훨씬 강하다.

생선 독을 없애고 소염효과가 크다.

자소엽이 없으면 깻잎을 대신 썼다.

10년 묵은 된장을 넣기도 했다.

육지 고기를 먹으면 통증이 왔지만, 이것을 먹으면 통증이 완화되고 기운이 생겼다.

이래저래 죽을 거 뭘 가리고 자시고 할 게 없었다.

통증이 오면 "빨리 죽어라!"라고 했다.

넉 달간 아무거나 먹었더니 이제는 '거지 밥통'이 되었다.

'거지 밥통'은 상한 음식이나 쉰 밥도 탈이 없이 잘 넘긴다.

아무리 과식해도 배탈이 나지 않는다.

아무거나 먹고 아무 때나 자고 아무리 아파도 무시하고.

'죽을 놈이 뭘 따져.'가 입에 붙었다.

그는 동해안을 지나 고성 통일전망대까지 가도록 죽지 않았다.

일 년이 지났다.

죽기로 예정한 달보다 10개월이 지났다.

죽는 날까지 캠핑카는 달리고 낚시질은 이어질 것이다.

그가 계속 달리게 하는 '도우미'들이 있다.

'죽음을 우습게 여기는 정신. 좋아하는 것만 하는 생활. '거지 밥통' 만들기. 자소엽을 넣은 통 생선.'

하나 더, '화타숭늉' 마시기.

66

어떻게 죽을 것인가? B

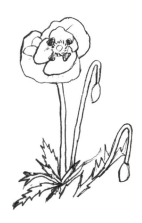

영화 '나우 이즈 굿'은 백혈병으로 죽어가는 16세 소녀 다코타
패닝의 이야기다.
다코타 패닝은 항암치료를 거부한다.
"너절하게 삶을 구걸하다 비참하게 죽기 싫다."

16세 소녀는 다부지게 마음먹는다.
더 이상 항암치료를 안 하고 마음대로 살다가 죽기로 한다.
소녀에게는 항상 살인자가 뒤를 쫓아다니는 느낌이다.
커다란 불곰이 쫓아오는 느낌이다.
그는 마약 섹스 따위를 마음 내키는 대로 하며 10계명을 어기
려고 작정한다.
"삶은 순간의 연속이다. 모든 순간은 끝을 향한 여정이다. 그냥
놔두면 된다."
영화는 이렇게 끝난다.

항암치료, 방사선치료로 생을 마감할 예정인 사람들이, 또는
그런 상황이 닥칠 수 있는 사람들이 곰곰이 씹어볼 대목이다.
이런 상황은 누구에게나 찾아올 수 있다.

그는 말기 암 상황을 맞았다.
병원에서 항암치료를 권했다.

"하루라도 더 살 권리가 있습니다."

그가 의사에게 말했다.
"고통스럽게 하루라도 더 사는 것은 저주입니다."
죽기로 했다.
20일 동안 아무것도 안 먹으면 죽는다고 했다.
그는 방에 들어가 문을 잠갔다.
물만 마셨다.
'20일쯤 지나면 죽겠지….'

그런데 보름이 지나자 통증이 없어졌다.
온종일 그를 괴롭히던 통증이 사라졌다.
그는 그냥 물이 아니라 검게 탄 숭늉을 마셨다.
숭늉은 독소를 몸에서 배출시킨다.

수자원공사에서는 숯을 많이 쓴다.
독소가 없는 깨끗한 물을 공급하기 위해서다.
숭늉을 많이 마시자 소변이 많이 나왔다.
독소들이 소변을 따라 나왔다.
죽음은 오지 않고 죽을 듯한 통증이 사라졌다.
통증이 사라지자 죽을 이유가 없었다.
방문을 열었다.

그는 다시 햇빛 속을 걷기 시작했다.

죽음을 이기는 사람이 되기 시작했다.

67

어떻게 죽을 것인가? C

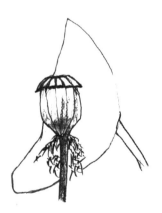

항암치료의 독성은 어느 정도일까?

암 환자의 시체는 용광로에서도 잘 버틴다.

2차세계대전 끝에 베를린이 함락되었다.

히틀러와 그의 애인 에바 브라운이 자살했다.

죽기 직전, 히틀러는 그의 개인 조종사 바우만에게 부탁했다.

"우리의 시신을 화장시켜 주게."

그는 그들의 시신에 휘발유를 붓고 태웠다.

그들의 시신은 오후 1시 30분부터 저녁 7시 30분까지 탔다.

다 타는 데 6시간이 걸렸다.

지금은 화장 기술이 발달해 인체가 뼈까지 다 타는데 1시간 10분이 걸린다.

그런데 간혹 1시간 20분이 걸리는 사람이 있다.

이들은 보통 사람들보다 다 타는 데 10분이 더 걸린다.

어떤 사람들인가?

이들은 항암제를 많이 맞다가 죽은 사람들이다.

뚱뚱하건 말랐건 차이가 없다.

젊거나 늙었거나 마찬가지다.

항암제를 많이 맞은 사람의 뼛속에는 불에도 잘 견디는 특수한 물질이 들어있다.

대단히 독한 화공약품이 들어 있는 것이다.

이러한 물질을 몸속에 집어넣으면서 더 살려고 애쓰는 암환자들은 깊이 새겨볼 사항이다.

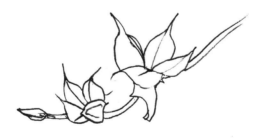

68

그의 유일한 소원

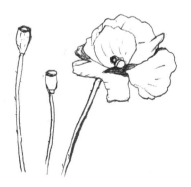

출판사에서 친구에 대한 단어를 가장 잘 설명할 수 있는 말을 공모했다.

"온 세상이 나를 등지고 떠날 때 나를 찾아줄 수 있는 사람"이 꼽혔다.

부모가 나이가 들면 요양원이나 양로원에 보내는 자식들이 많다.

늙은이들은 이런 곳에 가지 않고 자식들과 손자들과 오손도손 지내다 죽기를 바란다.

온 세상이 부모를 버려도 끝까지 부모를 지키는 자식이 참된 자식이다.

온 세상이 남편이나 아내를 버려도 끝까지 아내나 남편 곁을 지키는 부부가 참된 부부다.

세상에서 제일 너절한 놈이 조강지처를 버린 놈이다.

조강지처는 목숨을 함께 나눈 독립운동 동지보다 더 가까운 도반이다.

남자가 벼락출세하거나 큰돈을 벌거나 뺑튀기 명예를 얻으면 조강지처를 버리고 고급 창부에 가까운 여자와 결혼하는 사례를 본다.

이런 놈은 개보다 못한 인간이다.

그는 20여 년간 아내를 돌봤다.

아내는 허리가 아파 수술했는데 수술이 잘못돼 앉지도 못하고 대소변을 받아내는 상황이 되었다.

일 년이 안 돼 그의 체중이 절반 가까이 되었다.

80kg이 넘던 체중이 50kg 이하로 줄었다.

보는 사람마다 걱정했다.

"큰 병원에 가 검사를 하세요."

"제가 잘 아는 한의원에 가 녹용이 든 보약을 드세요.

거기서는 시베리아산 녹용만 써요. 호주나 뉴질랜드산 녹용은 효과가 없대요."

그는 빙그레 웃으며 대답했다.

"이 나이에 검사는⋯."

"보약은 뭘, 내 병은 내가 박사다."

그는 입맛을 잃고 불면증에 시달렸다.

신장이 나빠 소변을 보는 게 고통스러웠다.

외출할 때는 기저귀를 차고 나갔다.

아내가 치매증세가 와 요양병원에 입원했다.

혼자 집에 남았다.

며칠이 지나자 입맛이 돌아오고 먹는 음식이 다 진수성찬이 되었다.

불면증도 어느 틈에 사라졌다.

수면제를 정량보다 2~3배 먹어도 꼬박 날밤을 새웠는데 이제는 9시 뉴스를 보다 20분도 안 돼 잠이 들었다.

두 달이 지나자 체중이 70kg쯤 되었다.

음식은 아무거나 잘 먹고 소화 안 되는 게 없었다.

그의 나이 87세. 유명한 신학자다.

나이가 70세가 넘으면 대부분 소변 문제가 골칫거리다.

그는 물 대신 '화타숭늉'을 진하게 마시고 '생들기름 양치질'을 하면서 들기름을 삼켰다.

하루 3번 했다.

밥은 아무거나 아무 때나 먹었다. 그러나 원칙은 세웠다.

'50번 이상 씹어 먹기'

취침 전 발바닥에 연고 바르고 막대기로 1시간을 때렸다.

석 달이 지나자 7시간을 깨지 않고 잘 수 있었다.

외출할 때 기저귀를 찰 필요가 없었다.

그의 일과는 날마다 아내를 찾아가 숭늉을 먹이고 경추, 허리, 발바닥에 연고 바르고 마사지하기다.

아내의 치매 상태가 조금이라도 나아지면 집에 데려다 새로운 방법으로 간병 할 계획이다.

목사님이 말했다.

"지금 안 것을 그때 알았으면 좋았을걸."

"아내는 허리에 별 이상이 없었는데 디스크 진단받고 수술했지
요. 대대로 처가 식구들이 신장이 나빴어요.

남자들은 전립선 질환이 일찍 찾아오고 여자들은 요실금이 심
했지요.

아내는 신장이 나빠 허리가 아프고 디스크가 온 거지요.

처남이 의사라 덜컥 수술했어요.

숭늉 잘 마시고 허리와 발바닥에 공진단(供辰丹) 연고를 바르
고 마사지했으면 됐는데. 신장에 도움이 되는 육미지황탕(六味
地黃湯)이나 위령탕(胃苓湯) 처방했으면 그런 고통을 겪지 않았
을 텐데…"

"나의 유일한 소원이 있습니다. 아내와 같은 날 죽는 것…"

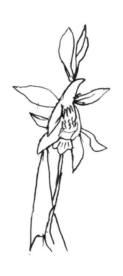

69

자가면역질환, 자만심

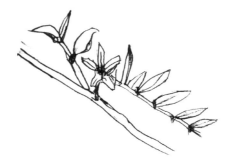

삼국지는 누구나 안다.

관운장과 장비, 유비가 죽었을 때 책을 더 이상 읽기 싫은 독자가 많았다.

관운장, 장비, 유비는 누가 죽였나?

관운장을 죽인 건 관운장, 장비를 죽인 건 장비, 유비를 죽인 건 유비다.

그들의 자만심이 그들을 죽였다.

자만심은 스트레스를 낳고 스트레스는 질병을 낳는다.

"심하게 상처를 입은 게 그의 자만심이었고 그는 상처받은 자만심 때문에 병이 났다."

- '죄와 벌'에서

자만심은 누구나 가지고 있고 누구나 만족시키고 싶어 애쓰는 신비스러운 마음이다.

자만심 없는 사람도, 자만심 없는 동물도 없다.

자기를 지키려는 본능이다.

자만심을 능력 이상 갖게 되면 불안해진다.

자만심이 강할수록 불안감이 높아지고 스트레스를 많이 받는다.

이 스트레스는 질병으로 이어진다.

도대체 자만심이 뭐라고….

격한 자만심은 열등감이고 불안한 마음이다.

자만심을 낮춰라.

스트레스는 조절되지 못한 자만심에서 출발하고 이것이 이어지면 질병이 된다.

사회 탓, 환경 탓을 하기 전에 내 자만심이 과도하게 높은 게 아닌가 살펴야 한다.

장비나 관우처럼 내 자만심이 나를 죽이지 않나 돌아보자.

면역력은 인체의 균형을 맞추는 힘이다.

남아도 탈, 모자라도 탈이다.

면역력이 넘치면 자기가 자기를 공격하는 자가면역질환이 온다.

무모한 권력, 넘치는 재산, 과도한 명예는 자가면역질환을 부른다.

멀쩡한 사람이 큰 권력을 잡거나 많은 재산을 갖거나 유명한 사람이 되면 이상한 사람이 되는 이유가 자가면역질환 때문이다.

자기 분수에 맞는 삶으로 면역력이 균형을 이뤄야 건강한 사람이 된다.

자만심은 자가면역질환의 입구다.

자만심은 모든 고통과 질병의 출발점이다.

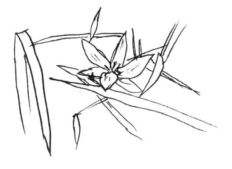

70

도대체 숭늉이 뭐라고

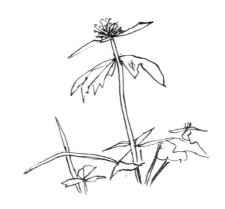

사람은 죽기 직전 물을 거의 마시지 못한다.

숨쉬기도 어렵다.

그러다 숨이 멈춘다.

어느 말기 암 환자가 있었다.

아무것도 목으로 넘기지 못했다.

오직 하나. 숭늉은 맛있게 잘 먹었다.

"숭늉을 실컷 먹고 죽어 행복하다."

그는 기분 좋게 세상을 떠났다.

쌀을 여러 해 묵힌 게 진창미(陳倉米)다.

조선 말 한의서 방약합편(方藥合編)에 진창미를 설명했다.

진창곡미(陳倉穀米)는 곳간 속의 묵은쌀이다.

비(脾)를 조화(調和)하고 번갈(煩渴)과 이질(痢疾)과 설사(泄瀉)를 다스리는 데 쓴다.

햅쌀도 괄시받는 판에 웬 묵은쌀 타령인가?

단군조선 이후 한반도에서 쌀이 자급자족(自給自足)된 것은 1980년대 중반이었다.

1960년대 초반에 걸인들이 말했다.

'기름이 좔좔 흐르는 흰 쌀밥을 배불리 먹고 따듯한 아랫목에

서 자면 이병철이나 김종필이 부럽지 않다.'
이런 생각을 하는 사람이 국민의 절반쯤 되었다.
당시 세계 168개 나라 가운데 우리보다 못 사는 나라는 둘 뿐이었다.

이병철은 당시 최고 부자고 김종필은 정계 2인자였다.
정계 1인자 박정희라고 해야 이병철과 등급이 맞는데 김종필이라니….
박정희라는 세 글자는 입에 올려서는 안 되는 무섭고 높은 분이었다.
'박정희 대통령 각하'. 이렇게 8자로 부르거나 힘깨나 쓰는 야당 사람들은 PP(President Park)이라고 불렀다.

윤석열, 문재인, 박근혜, 이명박.
지금은 전직이나 현직 대통령 이름을 개 이름 부르듯 하지만 당시는 큰일이 날 짓이었다.
북한에서 '김정은'을 '김정은'이라고 부르면 벼락을 맞는 것과 비슷했다.

우리가 검게 태운 숭늉을 마신다는 것은 물과 거기에 들어있는 크고 작은 무수한 수효의 카본을 알갱이 형태로 섭취하는 것이다.

몸속으로 들어간 이 카본 알갱이는 주위의 물질에 대하여 물리적 흡착력이 대단히 좋아 여러 가지 물질을 흡수한다.
이 과정은 화학적 반응이 없어 독성 물질이 생성되지 않는다.
이렇게 우리 몸에 들어간 숯눙 알갱이는 체내의 독성 물질을 안전하게 흡착하여 몸 밖으로 내보내는 역할을 한다.

동의보감에 백초상(百草霜)이 있다.
풀이나 나무를 땐 아궁이와 굴뚝에 붙어 있는 숯가루들을 백초상이라고 했는데 카본블랙의 원조로 약효는 진창미 카본블랙과 같다.(21세기에는 구하기 어려운 약품이 되었다.)

그는 신장과 전립선 기능에 문제가 있어 오랫동안 어려움을 겪었다. 신장에 암세포가 있으나 놔뒀다.
신장 전문의인 조카가 말했다.
"놔두세요. 어설피 손대면 빈대 잡으려다 초가삼간(草家三間) 태우는 격이에요. 노인들은 암세포도 늙어서 증식을 잘 못해요."

80세가 지나자 몸이 붓고 소변보기가 어려웠다.
암으로 죽고 사는 문제는 다음 일이 되었다.
당장 소변이 나와야 한다.
수시로 화장실을 들락날락했다.
이뇨제나 전립선 약, 마약성 진통제를 먹으면 죽을 듯 몸이 땅으로 가라앉았다.

이런 걸 먹느니 목매는 게 낫겠다 싶었다.

그는 물 먹기는 힘들었으나 숭늉은 먹을 만했다.

진창미로 밥을 지어 진하게 태워 만든 누룽지인 숭늉은 위장(胃腸)과 대장(大腸)이 약한 노인에게 도움이 되는 음식이다.

노인은 이 숭늉을 마시자 소변이 제대로 나오기 시작했다.

소변이 잘 나오자 온몸이 아프던 게 줄어들었다.

소변을 따라 독소가 빠졌기 때문이다.

숭늉을 마시면서 수시로 걸었다.

부종도 차츰차츰 사라졌다.

소변이 깨끗하고 힘차게 나왔다.

취침 전, 효자손 같은 막대기로 발바닥을 때리니 깊은 잠을 잘 수 있었다.

신장병 치료의 첫걸음은 숭늉을 마시면서 걷기다.

생명수를 마시면서 틈만 나면 걷는다.

간질환(肝疾患)도 마찬가지다.

간장약(肝臟藥)은 수없이 많지만 똑똑한 것은 찾기 어렵다.

신장에서 깨끗한 피를 간으로 보내면 간세포가 왕성하게 분열

해 건강한 간이 된다.

신장 치료나 간 치료, 유방암, 대장암도 마찬가지다.

노인이 말했다.

"일단 먹어봐! 소화 잘되고 소변 잘 나오면 그게 만병통치약이야."

71

두뇌 – 심장 – 신장은 연리지(連理枝)다

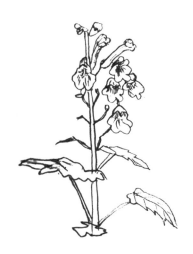

올바른 생각이 몸을 바르게 한다.

올바른 말이 몸을 바르게 한다.

맞는 말일까?

우리는 멋진 말을 하거나 멋진 글을 쓰면서 개보다 못한 짓을 하는 사람들을 본다.

행동이 먼저다.

바른 행동을 하면 바른 생각, 건강한 정신이 따라온다.

산속에서 바른 생각을 하고 훌륭한 경전을 읽고 거룩한 글을 쓰면서 일 년, 십 년을 앉아 있다고 건강한 정신이 되지는 않는다.

시끄러운 시장통에서 온종일 바쁘게 일하고 부딪히면서 여러 사람을 돕고 도움을 받는 게 건강한 정신, 바른 마음을 갖는 길이다.

잡다한 스트레스는 바쁘고 바른 행동을 통해서 사라진다.

행복한 사람이 웃는 게 아니고 웃는 사람이 행복한 거다.

'전쟁통에는 앉은뱅이도 뜀박질한다.'

극한상황이 되면 수십억 년 동안 진화한 인체의 DNA가 작동한다.

'기적이다! 신의 뜻이다!' 는 숨어있던 DNA가 나타난 것이다.

신익희, 조병옥, 김일성, 루즈벨트….

이들은 심혈관질환으로 고생하다 심장마비로 죽었다.

심혈관질환의 최대의 적은 스트레스다.

스트레스는 신장과 연결되고 신장은 심장과 연결된다.

스트레스-신장-심장이 한 가족이고 연리지(連理枝)다.

스트레스를 어떻게 대처하느냐가 이 연결고리를 튼튼하게 하는 길이다.

심혈관질환자가 스트레스를 피하려고 마약, 술, 담배를 가까이 하면 죽음을 향하여 뜀박질하기요 호랑이 입속에 머리를 디밀기다.

큰 스트레스가 왔다.

혀가 조였다. 말이 어눌했다.

오른쪽 뺨에 마비증세가 있었다.

왼쪽 팔과 다리가 불편했다.

발가락이 불편했다. 특히 엄지발가락이 불편했다.

엄지발가락은 뇌에서 심장, 무릎, 신장으로 이어지는 신경 라인의 종착역이다.

엄지발가락만 잘 주물러도 뇌 신경세포가 활성화된다.

죽지 않으려면 죽을 만큼 버텨야 한다.

죽음을 이겨내는 사람이 돼야 한다.

그는 퇴근하면 곧바로 집에 갔다.

한 시간 반을 걸어서 갔다.

출장식 호흡하면서 걸었다.

네 걸음 내 쉬고 두 걸음 들이쉬면서.

오랜만에 하늘을 보고 구름을 보고 산을 보았다.

아침 식단과 저녁 식단은 단순했다.

숭늉을 진하게 마시고 현미밥을 50번 이상 씹어 먹었다.

김이나 톳, 다시마 따위의 해조류를 10년 이상 묵은 간장이나 된장에 찍어 먹었다.

식후에는 생들기름 두 술 정도 물고 3분 동안 가글한 후 삼켰다. 소금물로 양치를 마쳤다.

9시에 취침 준비를 했다.

조용하고 어두운 방에 들어갔다.

발바닥에 공진단 연고를 바른 후 마사지를 하고 막대기로 때렸다.

출장식 참선 호흡을 하면서 한 시간 이상을 때렸다.

한 달이 지나자 잠이 왔다.

10여 년 만에 수면제를 안 먹고 잘 수 있었다.

머릿속이 조용해지더니 잠이 왔다.

몇 번씩 일어나 소변보던 게 없어졌다. 요실금이 없어졌다.

깊은 잠이 들었다.

직장에 가서는 그들의 장점만 찾고 도울 궁리를 했다.

길을 가다가 어려운 이를 만나면 돕도록 애썼다.

어려운 사람도 많았고 도울 일도 많았다.

10년 이상 묵은 간장이나 된장에는 신비한 효소가 있다.

6·25 전쟁 때는 집마다 묵은 간장이나 된장은 있고 먹을 것이
나 약은 없었다.

암환자들은 이 간장과 된장을 먹어 병을 이겨냈다.

허름한 음식과 잘 발효된 묵은장이 불치병 치료를 위한 최상의
식이요법이 된 것이다.

전쟁통에는 스트레스가 없다.

'전쟁이 나면 앉은뱅이도 뜀박질한다.'라고 한다.

스트레스 관리는 제 몫이다.

앉은뱅이가 뜀박질하는 상황을 만들어야 한다.

대부분 병은 혈관질환이다.

온종일 피곤한 사람, 온몸이 아픈 사람, 심장병, 암 질환….

신장을 튼튼하게 해야 없어지는 병이다.

암 질환도 혈관질환에 포함된다.

간암, 폐암, 위암.

이름만 다를 뿐 다 잘못된 혈관에서 시작한다.

신장이 건강의 뿌리다.

건강한 사람이 웃는 게 아니다.

웃는 사람이 건강한 것이다.

두뇌－심장－신장으로 연결되는 연리지(連理枝)를 건강하게 만들자.

72

스트레스와 신장병

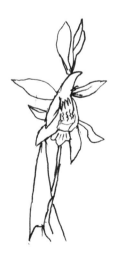

세계 인구의 11%는 신장병이다.
한국인은 지난 10년 동안 이 병에 걸린 사람이 두 배로 늘었다.

그는 북한산 둘레길을 걸었다.
온종일 걸었다. 다음 날도 또 다음 날도 걸었다.
아무 생각이 나지 않을 때까지 계속했다.
왜 사는지, 어떻게 살아야 하는지….
이런 잡념이 없어질 때까지 걸었다.

노자가 말했다.
"최상의 덕은 아무것도 하지 않으면서 무엇을 하라 하는 것도 없는 것이다."

그는 코로나 시절, 엄청난 시련을 겪었다.
먼저 목 디스크가 생겼다.
다음에 소변에서 피가 나왔다. 현미경적 단백뇨도 나왔다.
검사결과 전립선 비대증이 있고, 신장 기능이 위험수위라고 했다. 심해지면 혈액투석, 이식을 준비해야 했다.

평소 건강하던 친지가 사업이 무너지자 충격을 받아 쓰러져 혈액투석을 받은 게 떠올랐다.

병원 측에서는 먼저 목 디스크 시술을 한 후 전립선 시술을 권했다.

그가 강하게 거절할 때 쓰는 유치한 말이 튀어나왔다.

'Never!!'

'Never!!!'

목디스크를 수술한 그의 모친은 반신불수가 되었다.

부친이 젊은 여자와 친하게 지내자 화가 난 어머니는 목디스크가 왔다.

시간이 지나면 저절로 사라질 병을 크게 키웠다.

그의 친구는 사업이 힘들게 되자 신장 기능이 약해지고 전립선 비대증이 왔다.

전립선 시술을 했다. 시술 결과는 참담했다.

성 신경을 잘못 건드려 남자의 자존심에 파탄이 왔다.

50대 건강한 남자에게는 세상이 무너질, 억장이 무너질 큰 충격이었다.

이것도 마음을 다스리고 걷기만 해도 될 단순한 질병이었다.

그는 무작정 걸었다.

'누우면 죽고 걸으면 산다'를 화두로 삼고 걸었다.

스트레스가 심하면 목디스크, 신장 기능에 이상이 온다.

392

혈뇨, 단백뇨가 나오고 재수 없으면 혈액투석을 하는 일도 있다.
그는 천천히 걸었다. 온종일 걸었다.

밖을 나오면 누룽지와 숭늉 이외에 아무것도 먹지 않았다.
아침 저녁 두 차례 탕약(오령산+총명탕)을 마셨다.
오령산(五苓散)은 소변이 잘 나오게 하는 처방으로 택사를 군약으로 하고 복령 백출 저령 계피를 혼합한 약제다.

총명탕(總明湯)은 조선시대 과거시험 보는 유생들이 많이 이용했는데 지금은 학생들이 이용하기도 한다.
원지 복신 창포로 구성된 이 처방은 뇌신경을 안정시키는 약재로 구성되었다. 건망증에도 도움이 된다.

오령산에 귀비탕(歸脾湯)을 합방하기도 했다.
귀비탕은 송나라 때부터 지금까지 꾸준히 사용하는 처방이다.
주로 스트레스를 많이 받는 사람들에게 도움을 주는데 당귀, 용안육, 산조인, 원지, 인삼, 황기, 백출, 복신, 목향, 감초, 생강, 대추로 처방을 구성한다.
밤에는 발바닥에 연고 바르고 막대기로 한 시간 이상 때렸다.
저절로 잠이 들 때까지 때렸다.

두 달이 지났다.

자는 동안 잠을 깨 서너 차례 소변보던 게 없어졌다.

아침까지 8시간을 죽은 듯 잤다.

석 달이 지났다.

새벽에 눈을 뜨면 10대 청소년처럼 발기된 채 있었다.

발기는 남자의 자존감이고 자존심이다.

여자는 남자가 발기 능력의 소유자인지 불능인지 귀신같이 안다.

옆에서 자는 50대 할멈이 처녀 시절의 상큼한 모습으로 보였다. 할멈도 서방이 사내 구실을 할 수 있는 쓸만한 남자가 됐음을 알아챘다.

그들은 신혼 초처럼 아침 행사를 했다.

아내는 몇 년 전부터 대부분의 50대 여인처럼 우울하고 전신이 아팠다.

우울증 약, 종합비타민제, 골다공증 약….

50대 여인들이 이용하는 약들은 다 먹었다.

그런데, 거의 새벽마다 옥시토신(oxytocin)을 분비한 아내는 한 달도 안 돼 아픈 데가 없어지더니 30대 김연아 선수 같은 짱짱한 여자가 되었다.

내다 버리는 약들이 한 상자가 넘었다.

남자는 여자와 다르다.

남자는 꼭 지켜야 할 원칙이 있다.

뭐냐고? 동의보감에 양생법이 있다.

'삽입은 하되 사정을 하지 않는다.'

전 미국 대통령 트럼프가 60대 나이에 20대 여자 배우와 관계를 했다. 여자가 말했다.

"내 생애 가장 최악의 섹스였다.

90초도 안 돼 트럼프가 사정을 했다."

트럼프 나이에는 사정은 하지 말고 삽입만 하는 게 하늘의 이치다. 그럼 언제 사정하냐?

동의보감을 봐라.

옥시토신(oxytocin)은 최고의 행복 호르몬이다.

엄마가 아이에게 젖을 먹일 때 최고의 행복을 느끼며 옥시토신이 생성된다.

여인이 최고의 오르가슴에 도달할 때 옥시토신이 분비된다.

사랑받는 여인이 건강하고 행복한 이유다.

말기 암으로 세상을 포기한 여인이 사랑하는 사람을 만나 건강하고 행복한 여인으로 새롭게 탄생하는 이유다.

자! 떠나자.

옥시토신을 사냥하러 떠나자!

73

병에 걸려도 잘 사는 법 A

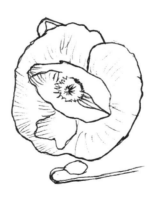

마음이 아픈 사람들에게!
몸이 아픈 사람들에게!
마음과 몸이 다 아픈 사람들에게!
특히 불치병이 있는 사람들에게!

불치병을 선고받은 뒤에 사람들이 보여주는 반응은?
첫째, 세계적으로 유명한 병원을 찾아다니며 치료를 계속한다.
재벌 총수가 치료한 병원을 찾는 수가 많다.
둘째, 직장을 퇴직하고 외딴 산속이나 바닷가로 가서 요양한
다.
셋째, 휴양하다 죽으나 직장을 다니다 죽으나 죽기는 매일반이
니 그냥 직장에 다닌다.
넷째, 평소 하고 싶었지만 하지 못했던 일을 한다.
혹시 늦으면 죽어서 못 한다는 생각에 꿈꿨던 것을 서둘러 실
천하려고 한다.
다섯째, 아무 생각 없이 그냥 하던 일을 계속한다.

흔히 사람들은 불치병에 걸리면 깊은 산속에 들어가기만 하면
병이 나을 것으로 생각하는 경우가 많다.
하지만 산속에 있다고 문제가 해결되는 것은 아니다.
성경을 수십 번 읽고 불경을 수백 번 읽고 설악산을 수천 번

올라갔다고 해서 인격이 올라가고 건강해지는 것이 아니다.
어떤 마음가짐으로 읽었고 어떤 행동을 하고 어떤 인생관을 갖고 산에 올라갔는지가 중요하다.

대체로 산속에 있는 환자들은 몸은 산속에 있지만 생각은 도시에서 떠나지 못한다.
그러니 마음이 도시에서 생활할 때처럼 바쁘게 움직인다.
그래서 쓸데없는 생각을 한없이 키우게 되는데 그것들은 하나같이 독소가 되어 몸에 누적된다.

어느 경제 고위 관리가 불치병으로 나에게 왔다.
그는 손에서 책을 놓치지 않았다.
'한국 경제 어떻게 살릴 것인가?' 따위의 책을 읽고 있었다.
죽어가는 사람이 산속에 와 제 몸 살릴 궁리를 안 하고 한국 경제를 살릴 궁리를 하다니…
인간이 이렇게 어리석은 것이다.

병이란 체내에 쌓인 독성 물질을 인체의 면역력이 감당하지 못할 때 생긴다.
이 상태가 되면 면역 기능이 교란을 일으켜 이상세포가 생기고 이 세포가 암과 같은 존재가 되어 인체의 균형을 깨뜨리고 수명을 단축시킨다.

불치병 앞에서 마음이 흔들려 치료를 받으면서도 우왕좌왕하면 암세포가 나를 죽이기 전에 나의 정신이 나를 먼저 죽인다.

죄수가 3일 후 교수형을 받는다는 통고를 받으면 단 3일 만에 검은 머리가 흰 머리로 바뀐다.
죽음의 충격이 자포자기 상태로 만든 것이다.
내가 할 수 있는 일은 아무것도 없다고 스스로 위축되어 운명에 자신을 맡기는, 소위 자포자기의 상태가 되면 그 순간 암세포는 더욱 기승을 부린다.

하지만 누워만 지낼 수 없다고 자리를 박차고 일어나는 순간 암세포는 위축되고 인체의 저항력은 극대화된다.
불안감은 면역력을 극소화 시키고 자신감은 면역력을 극대화 시킨다.

건강한 몸처럼 움직이고 생각하며 정신이 몸을 지배하도록 단련해야 한다.
끊임없이 육체를 움직여 쓸데없는 생각이 비집고 들어올 틈을 주지 말아야 한다.
육체적인 운동과 즐거운 정신노동을 해서 육체적인 기운과 정신적인 기운이 동시에 순환되게 해야 한다.

74

병에 걸려도 잘 사는 법 B

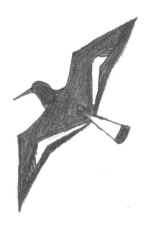

태풍이 불면 선원들은 파도의 높이를 보지 않고 선장의 표정을 살핀다.

선장이 의연하면 선원들도 의연하게 태풍에 대처한다.

전쟁도 마찬가지다.

중병에 걸렸어도 우리의 마음이 당당하면 몸 속 60조의 세포도 당당하게 질병에 대처한다.

건강하게 살려면, 불치병을 이기려면 즐거운 생활이 필수이다.

즐거운 생활은 나만 즐거워서는 안되고 남이 더 즐거워야 한다.

그래서 장소는 별 의미가 없다.

산속을 걸어 다니든 공장에서 일을 하든 지하상가에서 물건을 팔든 항상 바르고 즐거운 마음이 있으면 된다.

하지만 즐거운 생활을 하고 싶지 않은 사람이 어디 있겠는가.

물론 쉬운 일은 아니다.

마술사가 '즐거운 세상 나와라.'하고 주문을 외우면 나오는 것도 아니고 '즐거운 생활을 해야지'하고 마음먹는다고 즐거운 생활이 되는 것도 아니다.

고승은 고행을 통해서 즐거운 생활과 같은 상태에 든다.

가장 정신적인 종교는 생각이 아닌 끊임없는 육체적 고행을 통해서 고고한 정신세계로 들어가는 것이다.

'마음을 비운다'라는 것은 입이나 마음만으로 되는 게 아니라 끊임없는 육체의 담금질을 통해서 얻어지는 어려운 경지이다.

고승은 고행을 통해서, 속세의 생활인은 생활을 통해서 즐거움을 얻는다.

누구는 산을 다니며 약초 캐고 나물 뜯으면서 즐거움을 얻고, 누구는 도시에서 직장 생활을 열심히 하면서 즐거움을 얻는다.

즐거운 생활을 할 수 있는 공간은 사람마다 제각기 다르다.

불치병은 치료를 하는 병이 아니라 조절해야 하는 병이다.

간경변, 신부전증, 암 등의 난치병은 겨울 숲과 같다.

언제 어느 때 자그마한 불씨가 생기면 전체 숲이 몽땅 타버리고 재만 남는다.

불치병에 걸린 인체도 겨울 숲과 같아서 작은 실수에도 몸이 망가진다.

한 번의 과식, 한 번의 스트레스, 한 번의 과로로 몸이 부서진다.

그래서 불치병 환자는 조그마한 불씨라도 생기지 않도록 늘 조심해야 한다.

세심하면서 담대하게 생각하고 행동해야 한다.

봄이 되고 여름이 되면 숲이 우거지면서 웬만한 불씨에도 끄떡하지 않는 건강한 숲이 되는 것처럼 중환자 역시 서두르거나 절망하지 말고 인체의 여름을 맞이할 때까지 조심하면서 몸 상태를 잘 조절해야 한다.

그 기간은 계절의 변화처럼 반 년 이상 걸린다.

75

병에 걸려도 잘 사는 법 C

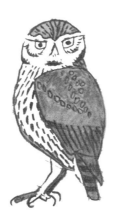

누구든지 몸이 아프면 통증이 생기고 마음이 아프면 짜증이
난다.
불통(不通)이 통증(通症)이다.
통(通)해야 통증(痛症)이 없어진다.
통증과 짜증은 몸과 마음에 기운이 막혀 생기는 현상이다.
사람마다 이 현상에 나름대로 대처하며 조절해야 한다.
이 조절 능력이 생겨야만 난치병, 불치병이 극복된다.

누구나 몸속에는 대장균이 있듯 암세포가 있다.
건강한 사람도 하루에 4천 개씩 암세포가 생겼다 사라진다.
내가 약하면 암세포가 사라지지 않고 세포분열을 해 나를 잡아
먹지만 내가 강하면 암세포가 순한 양이 되고 면역력의 힘으로
사라진다.
절망과 불안에 싸여 있던 마음이 희망과 용기로 타올라야 한다.
희망과 용기는 죽음과 목숨을 건 처절한 노력 끝에 얻는 것이다.

자! 자리를 박차고 일어나자.
희망과 용기, 이것이 불치병 치료의 시작이다.
이것이 병에 걸려도 잘 사는 법이다.
이것이 병에 걸려도 잘 사는 사람들 이야기다.

- '병에 걸려도 사는 법'에서 발췌

76

좋은 삶이 좋은 죽음을 만든다

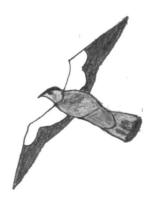

'구구팔팔이삼사'

99세까지 팔팔하게 살다가 이삼일 아프다 죽기…

이게 최선일까? 이게 가능할까?

대체로 70세가 넘으면 여기저기 아프다.

80세가 넘으면 대부분 죽거나 생불여사(生不如死)다.

살아있는 게 축복이 아니라 저주인 경우가 많다.

우리의 건강수명은 70세, 기대수명은 80세다.

여성은 남성보다 6년(86.6세)쯤 더 살지만 대부분 아프면서 산다.

그러니까 70세까지는 건강하게 살고 그 후는 병에 찌들어 고통 속에서 산다.

실제로는 60세부터 아픈 사람이 많다.

그는 65세가 넘으면서 죽을 준비를 했다.

건강정보와 병원 검사를 멀리했다.

여기저기 아프고 쑤셔도 당연하게 여겼다.

막히면 아프다.

막힌 게 통증(痛)이다.

통(通)하면 불통증(不痛症)이다.

움직이면 통해서 통증이 사라진다.

하루 움직여 하루 사는 게 늙은이의 삶으로 여겼다.

하루살이 인생을 당연히 여겼다.

그의 버킷리스트는 딱 하나다.

'오늘 하루를 열심히 살자. 아프면 아픈 대로 힘들면 힘든 대로
그냥 살자. 치매 걸리지 않고 중풍 걸리지 않도록 하자.'

전국에 요양병원이 많다.

입원실에는 중풍, 치매, 암치료 후유증으로 고생하는 사람들이
대부분이다.

이들은 객사(客死)를 수치로 여긴다.

집에서 죽음을 맞는 게 마지막 소망이다.

요양사들은 말한다.

"지옥이 따로 없다."

OECD 나라 가운데 자살률 1위, 저출산율 1위, 노인 빈곤율이
1위면 당연히 아픈 노인이 많을 수 밖에 없다.

아침에 일어나 머리맡에 둔 따듯한 숭늉(보온병에 넣은 것)을 한
잔 마신다.

발끝치기를 10분 간 한다.(허리뼈, 등뼈, 목뼈가 바르게 된다.)

팔굽혀펴기를 100번 한다.

샤워를 한다.

발레리나처럼 발끝을 세우고 뜨거운 물로 경추 일곱 마디에 마사지를 3분 간 한 후 전신 샤워를 한다.(경추 관리가 치매, 중풍, 알츠하이머 예방에 큰 도움이 된다.)

찬물로 1분 간 샤워를 한 후 미지근한 물로 다시 전신 샤워한다.

양치질을 한다.

방앗간에서 짠 생들기름을 한 술 입에 물고 3분간 있다가 천천히 삼킨다.

소금물에 꽂아 놓은 칫솔로 양치질을 한다.

저녁에도 같은 동작을 반복한다. 하나 추가한다.

자기 전에 30분~1시간 정도 발바닥 때리기를 한다.

깊은 잠을 잔다.

노인은 말한다.

"내일 죽더라도 오늘은 열심히 살기, 80세에도 매주 부부관계를 할 수 있는 비방이 이런 단순한 것들이야."

그는 80세가 넘었다.

이비인후과에 가 귀 청소를 한다.

안과에 가 눈물약을 타 온다.(그는 6급 시각장애인이라 운전을 하려면 한 쪽 눈이 안경을 끼고 0.6 이상이 나와야 한다.)

치과에 가면 치과의사가 감탄을 한다.
"10년이 넘은 임플란트가 멀쩡하더니 잇몸 관리를 어떻게 하셨지요?"
"그냥저냥 살았지."
전문가는 개성이 강해 설명해도 듣지 않는다.
하루종일 일하든가 걷는다.
아파트 10층을 걸어서 오르내린다.
이렇게 하루하루를 보낸다.

어느 날, 일 할 수 없는 날이, 걸을 수 없는 날이 죽는 날이다.
그는 잭 런던의 '삶의 법칙'을 반추하며 살아간다.
좋은 삶이 좋은 죽음을 만든다.
에스키모들은 이동할 때 일 할 능력이 없는 노인을 최소한의 식량과 모닥불과 함께 남기고 떠난다.
에스키모식 '고려장'이다.

노인은 늙은 부모를 남겨두고 떠난 젊은 시절을 떠올린다.
모닥불을 쬐는 노인 주위에 늑대들이 어슬렁거린다.
불이 다 타면 노인도 끝이다.

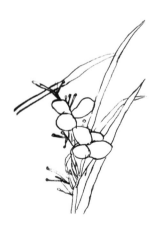

77

병에 걸려도 잘 사는 법

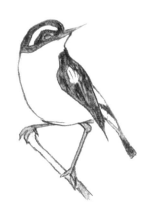

숭늉과 반려견

자주 오던 환자가 전화를 했다.

"수지가 통 음식을 먹지 않아요. 동물병원에 갈 때만 잠깐 먹다가 며칠 지나면 다시 음식에 입을 대지 않아요."

수지는 커다란 진돗개다.

이런 개에게 불임수술을 시키고 아파트에서 기르니 병이 없으면 이상하다.

"숭늉을 먹이세요?"

"수지가 먹을까요?"

"먹여 보세요."

다음 날, 수지 엄마가 전화를 했다.

"우리 수지가 숭늉을 잘 먹어요. 숭늉을 몇 그릇 먹더니 산책 나가자고 해서 동네 한 바퀴를 돌았어요."

"좋다는 영양식은 거들떠 보지 않던 우리 수지에게 숭늉이 생명수가 됐어요."

산에서 하루종일 움직이던 늑대를 길들여 만든 게 반려견이다. 이 늑대나 다름없는 진돗개 반려견에게 불임시술을 시키고 아파트에서 기르면 병이 자주 난다.

오랫동안 고혈압, 고지혈증, 전립선 질환으로 고생하던 노인들도 물 대신 진한 숭늉을 마시면 소변이 시원하게 나오면서 삶의 질이 좋아지는 경우가 많다.
숭늉처럼 태운 커피나 녹차는(카페인은 차치하고) 한 잔을 마시면 한 잔 반의 소변이 나와 탈수 현상이 생긴다.
숭늉의 중요성과 필요성을 알 수 있다.

우리는 심각한 과잉 진단과 과잉 진료의 시대를 살고 있다.
선진국에서 의사의 처방약이 심장질환과 암에 이어 주요 사망원인 3위이다.(유럽과 북미에서 실시된 여러 독립적인 연구에서 나온 결과다.)

- 피터 괴체 '위험한 과잉 진료'에서

이발사에게 머리 자를 때가 됐냐고 묻는 게 아니다.
의사에게 내가 어디 아프냐고 묻는 게 아니다.
동물병원에서는 사람병원보다 훨씬 다량의 항생제와 스테로이드를 쓰는 곳이 적지 않다.
과도한 항생제와 스테로이드로 장내 유익한 미생물이 죽고 신장기능이 약해진다.
항생제 내성이 생겨 백약이 무효다.

진수성찬이 쓰레기가 된다.

숭늉, 몸의 독소를 배출하고 기울어진 신장기능을 살린다.
소변이 시원하게 나오면서 먹고 싶은 게 생긴다.
타산지석(他山之石)이다.
사람도 이 '수지'와 비슷한 고통을 겪는 사람이 많다.

78

얼룩말이 위궤양에 안 걸리는 이유

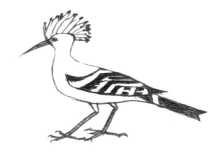

삶은 생존이다. 먹지 않으면 먹힌다.

사자에게 쫓기는 얼룩말이나 원시인에게 필요한 것은 재빨리 도망가기다.

이 위기의 순간을 넘기려면 다리 근육의 힘이 필요하다.

스트레스 반응이란 무엇인가?

위기의 순간이 오면 온몸에 스트레스 호르몬이 퍼진다.

이 스트레스 호르몬은 근육에 되도록 많은 에너지를 보내는 역할을 한다.

이것을 스트레스 반응이라고 한다.

이때 우리 몸에 멈출 수 있는 기능은 모두 일단 멈춘다.

먼저 소화기능이 멈추고 위장으로 갈 혈액이 근육으로 간다.

생식 기능도 떨어지고 면역기능도 내려간다.

이러한 스트레스 상태가 일시적으로 생기는 것은 신체에 도움이 된다.

혈액 순환이 잘되고 몸의 활력을 높여 건강에 도움이 될 수도 있다.

그런데 이런 스트레스 상태가 지속되면 소화 기능, 생식 기능, 면역 기능에 심각한 문제가 생긴다.

사자에게 쫓기는 순간 얼룩말의 체내에는 엄청난 양의 스트레스 호르몬이 분비된다.

그러나 날마다 사자에게 쫓기는 얼룩말은 만성적인 스트레스가 없다.

사자의 추격이라는 비상사태가 금방 끝나기 때문이다.

잡아 먹히든가 도망치든가 몇 분 이내에 상황이 끝난다.

사자의 추격을 성공적으로 물리친 얼룩말은 평화롭게 풀을 뜯어 먹는다.

자신을 공격한 사자는 곧 잊어버린다.

내일 또 사자가 공격하면 어떻게 하나 하고 미리 걱정하지 않는다. 그저 지금 풀 뜯는 데 집중할 뿐이다.

-새폴스키 '얼룩말은 왜 위궤양에 걸리지 않는가?'에서 발췌

선조와 진창미(陳倉米)

선조 40년, 그는 새벽에 일어나 문지방을 넘다가 의식을 잃었다.

심혈관 질환인 중풍이 왔다.

의원들이 앞다퉈 여러 약들을 상감에게 올렸다.

청심원, 소합원, 생강즙, 죽력, 계자황, 구미청심원, 조협가루, 묵은쌀 쌀죽.

-'선조 실록'에서

여러 약들 속에 묵은쌀로 끓인 쌀죽이 있었다.

묵은쌀이 진창미다.

창고에서 여러 해 묵은 쌀이다.

쌀이 귀하던 시절에는 묵힐 쌀이 없었다.

그런데 궁중이나 사대부 집안에서는 몰래 쌀을 묵혀 비상시에 썼다.

밥 안 먹고 비리비리한 왕실의 애들이나 고위층 아이들은 진창미 밥이나 진창미 죽을 먹여 기력을 차리게 했다.

권력층인 선비들은 다 의학에 조예가 있었다.

그들은 산삼 녹용 따위가 든 보약보다 묵은 쌀밥을 귀한 자식들에게 먹였다.

선조가 중풍에 걸리자 진창미 죽이 처방 명단에 올랐다.

청심원이나 소합원 따위는 급할 때 급하게 몇 번 쓸 약이다.

밥 먹듯 먹을 약이 아니다.

진창미 죽이 사향이 든 청심원이나 소합원과 같은 구급약 명단에 어깨를 나란히 하고 들어 있었다.

진창미 밥을 조금 더 태워 숭늉을 만든 게 '화타숭늉'이다.

이 숭늉을 평소에 물 마시듯 마시면 혈관이 깨끗하게 돼 혈관 질환에서 해방된다.

선조가 산삼, 녹용, 우황이나 침향, 사향 처방 대신 진창미 미음을 찾은 이유다.

선조는 해박한 의학지식이 있었다.
그는 백성들이 누구나 쉽게 구할 수 있는 약초나 값싼 처방으로 질병을 고치는데 정성을 기울였다.
허준의 '동의보감'도 그래서 나왔다.

중풍으로 쓰러진 선조가 의식을 회복하자 말했다.
"내 병은 중풍이 아니라 스트레스로 소화가 막힌 거요. 중풍 약은 찬 약이니 이런 걸 쓰면 소화가 더 안 되오."

서자 출신인 선조는 엄청난 스트레스에 시달렸다.
그는 그의 병을 잘 알았다.
스트레스로 생긴 소화불량에는 소화제가 전혀 듣지 않는다.
오히려 소화가 더 안 된다.
진창미 쌀죽이나 화타승늉이 소화에 더 도움이 된다.

스트레스는 위장과 신장에 큰 부담을 준다.
스트레스가 심하면 명치가 막혀 소화가 안된다.
명치 아래 '중완혈'은 오장육부 기능인 12경락이 모인 곳이다.
뇌 신경과 위장은 직접 연결된 기관이다.

밥 먹다 언짢은 말을 들으면 소화가 안되는 이유다.
스트레스가 심한 선조는 위장이 꽉 막혀 있었다.
신장기능도 엉망이었을 것이다.

어의 허준이 처방한 약을 먹던 그는 3개월 후, 선조 41년 2월 1
일 떡을 먹고 체했다가 죽었다.
그의 나이 57세였다.

79

기(氣)가 뭐예요?

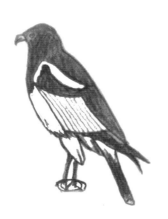

기(氣), 기(氣) 하는데 기가 뭐냐?

기는 압력의 차이다.

압력은 고기압에서 저기압으로 흐른다.

바람도 불고 눈과 비도 오고 파도도 쳐야 지구의 생명체는 살수 있다. 이게 없으면 무생물만 남는다.

비, 바람, 눈과 비, 파도와 태풍이 기의 토대다.

사람도 마찬가지다.

고통, 결핍, 스트레스 따위는 바람, 비, 파도와 같다.

혈액순환이 되려면 피가 움직여야 한다.

액체인 피가 움직이려면 기압 차가 있어야 한다.

출장식 호흡, 걷기, 노동, 운동 따위는 기압 차를 만드는 필요한 재료들이다.

기를 순환시키는 원동력이다.

1987년 봄, 반독재 민주화 열기가 온 거리를 가득 채웠다.

어느 날, 경기도 요시찰 인물 1호 김오일 선생, '관철동 디오게네스' 민병산 선생, 반체제 문인들의 대부 채현국 선생이 시인 천상병을 데리고 나에게 왔다.

일행은 천 시인의 부인 목 여사가 운영하는 인사동 카페 '귀천'에서 만나 이야기하다 복수가 차 숨을 헐떡거리는 천상병을 데리고 서울대병원에 갔다.

의사는 만삭의 임산부처럼 잔뜩 부푼 시인의 배를 눌러 보더니 말했다.

"집에 가 편히 쉬고 먹고 싶은 게 있으면 마음대로 드세요."

쓸데없이 검사다, 뭐다 하며 돈 쓰지 말고 집에 가 죽을 준비하라는 의사의 따뜻한 배려였다.

눈치가 전혀 없다고 세상에 알려진 천상병은 실제로는 눈치가 9단이었다.

병원 응급실을 나서면서 하늘을 쳐다본 천상병이 독백을 했다.

"더 이상 가망 없다는 말이구나. 이제는 다 살았다는 소리네."

일행은 병원 입구에서 택시를 기다렸다.

대학로에는 젊은이들이 떼를 이뤄 다녔다.

마침 초등학생들이 지나가면서 조잘거렸다.

천 시인은 아이들을 보고 말했다.

"고놈, 예쁘게 생겼네."

"요놈은 아주 똑똑하게 생겼네."

그는 소풍 나온 젊은이처럼 즐겁게 떠들었다.

일행은 어이가 없었다.

방금 사형선고를 받은 사람이, 그것도 한국 최고의 의료진에게 금방 죽는다는 진단을 받은 사람이 저렇게 태평할 수 있을까?

그들은 혹시나 해서 나를 찾아왔다.
그의 배는 잔뜩 부풀었고 돌처럼 딱딱했다.
이렇게 되려면 오랫동안 고생했을 텐데 그는 한 번도 병원에 가거나 약을 먹거나 누구와 상의도 하지 않았다.

복수(Ascites)는 혈액에 있는 일부 액체 성분이 혈관에서 나와 복강에 고이는 것이다.
원인은 많지만 체내 수분과 염분이 많은 상태이다.
염분을 덜 먹고 체내 수분은 소변을 통해 잘 빠지도록 해야 한다. 체내 수분이 쌓이는 것도 막아야 한다.

'윤동주, 이육사', 이들은 독립운동을 하다 모진 매를 맞고 20대, 40대 나이에 감옥에서 죽었다.
'이상', 그는 감옥에서 병보석으로 풀려났지만 얼마 지나지 않아 죽었다. 그의 나이 27세였다.
'천상병', 그는 동백림 사건에 연루돼 군사정권이 가한 모진 고문을 받고 30년 간 고생했다.
간경화 복수가 심해 죽기 직전 나에게 왔다.
우리는 아우슈비츠 유대인 수용소 이야기는 잘 안다.

그런데 왜정시대 독립투사나 반독재 투쟁 인사들의 이야기는 잘 모른다.

무수한 사람들이 고문으로 죽거나 폐인이 되었다.

이런 횡포는 군사정권으로 이어지고 천상병도 그런 희생자의 하나였다.

천상병은 천진무구한 어린이의 눈과 마음이 있었다.

이러한 마음은 도를 닦는 사람들이 추구하는 해탈의 경지다.

불치병에 걸리면 불치병으로 죽는 게 아니고 기가 꺾여 미리 죽는다.

도인들은 삶과 죽음에 매이지 않는다.

불치병, 난치병에 기죽지 않는다.

기는 모든 생명체의 기본이다.

기가 살면 살고 기가 죽으면 죽는다.

불치병이나 죽음을 고통이나 실패가 아닌 삶의 한 과정으로 여기면 기가 죽을 리 없다.

1967년 동백림 사건에 연루돼 모진 고문으로 폐인이 된 천상병은 1979년 시 '귀천'을 발표했다.

그는 군사정권의 횡포도 삶의 한 부분으로 여겨 해탈 시 '귀천'을 쓸 수 있었다.

나 하늘로 돌아가리라
새벽빛 와 닿아 스러지는
이슬 더불어 손에 손을 잡고,

나 하늘로 돌아가리라
노을빛 함께 단 둘이서
기슭에서 놀다가 구름 손짓하며는

나 하늘로 돌아가리라
아름다운 이 세상 소풍 끝나는 날,
가서, 아름다웠다고 말하리라

내가 그에게 처방을 할 수 있는 건 한계가 있었다.
염분 줄이고 이뇨에 도움이 되는 처방을 했다.

6개월쯤 지나 그는 병원으로 갔다.
친지들의 도움으로 병원 생활을 했다.
그는 6년을 더 살았다.
동백림 사건 이후 거의 40년을 살았다.
"내 육십을 돌아보면 나도 별나게 제멋대로 인생을 살아왔다.
20대에 문인이 되어 음악을 논하고 문학을 논하며 많은 술을 마셨다.

그로 인하여 몇 번의 병원 신세도 졌다.

그리고 다정한 친구로 인해 동백림 사건에 걸려들어 심한 전기 고문을 세 번 받았고 그로 인해 정신병원에도 갔고 아이를 낳지 못하는 몸이 되었지만 나는 지금의 좋은 아내를 얻었다.

고문을 받았지만 진실과 고통은 어느 쪽이 강자인지를 나타내 주었기 때문에 나는 진실 앞에 당당히 설 수 있었던 것이다.

남들은 내가 술로 인해 망가졌다고 말하지만 잘 모르는 사람들의 추측일 뿐이다."

- '천상병 전집'에서

나는 그를 수십 번 만났지만, 누구를 원망하거나 욕하는 것을 본 적이 없다.

그의 집에는 작은 TV가 있었다.

1987년은 민주화 열기가 뜨거웠다.

TV에서 시위를 자제하라는 전두환 대통령의 연설을 본 천상병은 "허허" 웃었다.

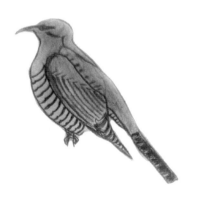

80

스트레스 없는 사람이 없다
우울증이 없는 사람이 없다

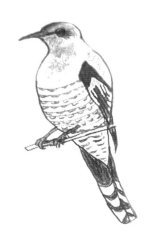

'천석꾼은 천 가지 고민, 만석꾼은 만 가지 고민이 있다.'고 했다.

중년층 사람들은 엄청난 스트레스에 시달린다.
우울증 증세로 고생하는 사람도 적지 않다.
수입이 많으면 많은 대로 수입이 적으면 적은 대로 스트레스에 시달린다.

스트레스는 우리 몸이 감당하기 어려운 상태에서 생기는 감정이고 우울증 증세는 내 목표와 내 처지의 차이가 클 때 생기는 감정이다.
이 스트레스는 암, 간염, 신장병 따위에 대한 두려움으로 이어진다.
병원에 가면 큰 병이라는 진단을 받을까 봐 걱정을 한다.
그래서 인터넷을 뒤져 여러 정보를 본다.
이런 병에 좋은 약과 처방이 수천 개, 수 만개다.
선택이 어렵다.

신의 은총이 있다.
잘 걷고 물 잘 마시고 숨 잘 쉬면 병의 두려움에서 해방된다.
그 중심에 숭늉이 있다.

커피처럼 태운 숭늉은 몸의 독소를 배출하고 숭늉의 세포 속 영양분을 인체에 공급한다.
숭늉을 마시면서 오래 걷다 보면 머릿속이 맑아지며 병의 공포가 사라진다.

출장식 호흡을 하면 더 좋다.
날 숨을 길게 쉬면 몸의 독소가 더 많이 배출된다.
답답할 때 한숨을 쉬면 편안한 이유다.
이 호흡에 집중하면 걷기처럼 머릿속이 맑아진다.
불안에 떨지 말고 불안을 떨치려고 인터넷 정보에 의존하지 말자.

무작정 걷자.
오래오래 걷다 보면 발이 따듯해지며 혈액 순환이 된다.
고기압에서 저기압으로 공기가 흐르는 게 지구의 기운순환이다. 이게 지구의 기(氣)다. 지구나 사람이나 같다.
걷다 보면 인체의 기운순환이 된다.
머릿속이 맑아지며 기운이 생긴다.

걷기, 숭늉, 호흡은 신이 인간에게 내린 은총이다.
내 병은 내가 만든 것이니 내 스스로 해결하자.
우리 몸에는 질병을 치료할 재료와 도구가 있다.

이들은 당신이 신의 은총을 실행할 때를 기다리고 있다.

태풍이 불면 선원은 파도의 높이를 보지 않고 선장의 표정을 살핀다. 선장이 의연하면 선원들은 안심하고 태풍을 헤쳐나간다.
우리 마음이 선장이고 인체의 60조 개의 세포가 선장이다.
똑똑한 선장이 되자.

걷고 숭늉 마시고 출장식 호흡을 하자.
100일 후 당신은 새로운 사람이 된다.

81

읽기 전에 읽어야 할 글

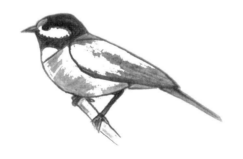

세상에는 두 종류의 사람들이 있다.

병에 걸려도 잘 사는 사람들

병에 걸리면 고통 속에서 헤매다 죽는 사람들

죽을 병을 이겨내려면?

숨을 오래 참으면 죽는다.

산소가 부족해 죽는 게 아니고 그전에 이산화탄소가 많아 질식한다.

숨을 오래 참았다가 하는 일은 '산소 마시기'가 아니라 '이산화탄소 내보내기'다.

신선한 공기를 마시는 게 중요한 게 아니라 몸 속에 갇혀있는 나쁜 공기를 내보내는 게 더 중요하다.

출장식 호흡(出長息呼吸)의 핵심이다.

의사의 종류가 여러 가지다.

신의, 명의, 평의, 의원…

신의(神醫)는 환자를 척 보면 그의 질병을 안다.

명의(名醫)는 환자의 목소리만 듣고 알고

평의(平醫)는 환자의 증세를 물어보고 알고

의원((醫員)은 환자의 맥을 집어보고 그의 질병을 안다.

춘추전국시대 신의 편작(扁鵲)은 고칠 수 없는 사람을 꼽았다.

첫째, 교만한 사람. 이런 사람은 남의 말을 듣지 않는다.

혼자만 옳고 혼자만 잘났다.

소위 'SNS 명의들'이라 의사들도 가르치려 든다.

둘째, 인색한 사람. 돈이 아까워 타인을 다 도둑놈, 사기꾼으로 본다. 돈을 움켜쥐고 죽는다.

샛째, 과음, 폭식하는 사람. 거의 정신병자 수준이다.

넷째, 음양이 화목하지 않은 사람(부부 사이가 나쁜 사람). 특히 조강지처(粗糠之妻)를 울게 하는 자는 제일 너절한 놈이다.

가장 가까운 동료를 배신하는 놈이다.

다섯째, 약을 먹지 못하는 사람.

여섯째, 아프면 무당부터 찾아가는 사람.

하나 더, 부정적인 마인드…

말끝마다

"나 안 될 거야."

"나 죽을 거야." 하는 사람.

생명은 생존을 찾아가는 여정이고 진화의 과정이다.

진화는 결핍과 어려움을 헤쳐나가는 능력이다.

우리는 어려움이 닥치면 이를 헤쳐 나갈 힘이 있다.

2천 여년 전, 춘추전국 시대에도 심보를 곱게 갖지 않으면 병을 고칠 수 없다고 했다.

심보는 심장의 기능을 돕는 경혈(經穴)인 심포(心包)로 해부학에는 존재하지 않는 장기(臟器)다.

불치병에 걸린 사람이 먼저 할 일은 편작이 말한 '고칠 수 없는 영역'에서 빠져 나오는 것이다.

병은 신의(神醫)나 명의(名醫)가 고치는 게 아니다.

병을 고치는 것은 마음의 보따리인 심보인 것이다.

바른 심보가 신의다.

바른 심보가 명의다.

내 병을 고치는 건 누구인가?

걷기, 호흡, 신념은 질병치료의 토대로 내 마음에서 나온다.

신의(神醫), 명의(名醫)는 의사가 아니라 나 자신이다.

병에 걸리면 고통 속에서 헤매다 죽지 말자.

병에 걸려도 잘 사는 사람이 되자.

82

IT 빅브라더의 해방구

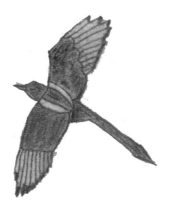

교만한 자와 멍청한 자는 자기 생각을 바꿀 줄 모른다.

아픈 사람들은 건강에 좋은 정보를 찾는다.
건강 정보 수집가 된다.
그런데 좋은 정보를 많이 얻다 보면 이 정보들끼리 엉켜 새로운 스트레스를 만든다.
스트레스로 변비 증상이 생겨 새로운 질병으로 이어진다.
정보가 두목이 되고 환자는 정보의 꼭두각시가 된다.
이 세력이 더 커지면 국가권력이 되고 마피아가 된다.

조지 오웰은 히틀러와 스탈린을 보면서 '1984'을 저술했다.
가짜정보로 사실을 왜곡하고 개인의 자유를 통제하는 국가권력을 '빅브라더'라고 했다.
조지 오웰이 1949년에 사회고발 소설 '1984'을 출간한 지 70여 년이 흘렀다.
 여전히 빅브라더가 판을 치고 있다.
이 깡패는 여러가지 SNS정보로 무장하고 우리를 휘두르고 있다. 우리는 IT빅브라더의 노예가 되었다.

괴테가 말했다.
"나는 신문과 멀어지자 마음이 편안하게 되었다.

기분이 좋아졌다. 왜냐?
신문은 남이 하는 것만 생각하게 하고 마땅히 내가 해야 할 것을 잊게 하기 때문이다."

현대인은 남이 쏟아내는 정보만 따라다니느라 자기가 뭘 하고 있는지, 뭘 해야 하는지 모른다.
쓰레기 더미에 파묻혀 교만한 자가 되거나 멍청한 자가 된다.
걷자. 정보를 버리고 일단 걷자.
걷다 보면 세상에는 많은 사람들이 고통을 헤쳐 나가며 열심히 사는 모습을 볼 수 있다.

"누구에게나 어떤 일이든 일어날 수 있다.
사람들 이야기를 들어보면 모두 상처와 좌절이 있고, 자기만의 지옥에서 살더라. 나만 특별할 것 없다."
세월호 참사에서 살아나고 목함지뢰 속에서 살아난, 죽을 고비를 한꺼번에 두 번이나 겪은 서른 살 청년 박준호의 말이다.
"두 번이나 다시 산은 삶, 살아야죠. 더 치열하고 값지게…"

걷고 또 걷고 자꾸자꾸 걷다 보면 머릿속의 정보 쓰레기가 걷히고 맑은 정신이 된다.
스트레스 호르몬이 머리에 꽉 차면 위장에 갈 에너지가 머리로 가고 신장에 갈 에너지가 머리로 간다.

또한 면역력에 필요한 에너지도 머리로 간다.

그러니 위장약을 먹고 신장약을 먹고 면역력을 높이는 약을 먹어봤자 아무런 도움이 안된다.

머리를 맑게 해야 우리 몸의 에너지는 균형 있는 역할을 한다.

똑같은 중병, 똑같은 불치병에 걸려도 누구는 살고 누구는 죽는 이유다.

머리에 쌓인 쓰레기들의 청소 여부로 삶과 죽음이 갈린다.

큰 스님이 되려면 '모든 불경을 외운 후 잊어라.'라고 한다.

글자에 얽매이면 해탈의 경지에 갈 수 없다.

환자도 마찬가지다.

많은 건강서를 읽은 후 싹 버려야 건강한 사람이 될 수 있다.

건강서에 매달리는 한 고통 속에서 헤매게 된다.

바다에서 태풍을 만나면 선원들은 파도의 높이를 보지 않고 선장의 표정을 살핀다.

선장이 의연하면 선원들도 의연하게 태풍에 대처한다.

우리 몸에는 60조 개의 세포가 있다.

내 정신이 의연하면 이 세포들이 용감한 검투사가 된다.

인간은 수십 만년 간 이 검투사들과 같이 역경을 헤치면서 진화했다.

기(氣)가 살아야 생명이 산다.

기란 무엇인가? 기는 양자에너지로 정의한다.

빛에너지를 만드는 광자, 전파에너지를 만드는 전자, 생명의 기본인 원자핵 따위의 양자가 만드는 양자에너지가 우리를 지배한다.

배고프면 밥을 먹는다.

어려움이 닥치면 마음을 단단히 먹는다.

양자에너지는 입자와 파동으로 존재한다.

배고플 때 밥을 먹은 것은 양자에너지의 입자를 먹는 것이고 어려울 때 마음을 단단히 먹는 것은 양자에너지의 파동을 먹는 것이다.

건강은 80%의 정신, 나머지 20%는 운동과 섭생으로 유지된다는 설이 유력하다.

아무리 운동을 열심히 하고 좋은 음식을 먹고 영양제나 약을 먹어도 정신이 올바르지 않으면 소용없다.

명의는 교만하거나 인색한 사람, 잔인한 사람을 치료하지 않는다.

그들의 정신이 깊은 병에 빠져 있고 고치려는 노력이 전혀 없으니 치료할 수 없다.

올바른 정신, 올바른 파동에너지가 마음속에 있어야 질병을 치료할 수 있다.

건강의 3종 세트(**숭늉, 호흡, 걷기**)를 실천해 멋진 진화인이 되자.
IT빅브라더에서 해방된 자유인이 되자.

83

불행할 이유가 너무 많은 세상

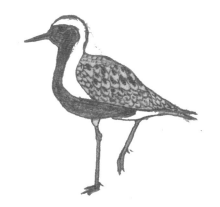

현대인들이 질병에 걸릴 이유가 너무 많은 것은 불행할 이유가 너무 많은 세상 탓이다.

이 세상에 흥미롭지 않은 사람은 없다.
사람의 운명은 별의 역사와 같다.
그 자체로 특별하지 않은 별이 없으며 어떤 별도 다른 별과 닮지 않았다.

- 옙투센코의 시 '민중'에서

내 인생의 선장은 나다.
나는 손님이 아니라 주인이다.
사람은 모두 다 다르다.
내 정체성을 찾는 게 건강한 삶을 만드는 길이다.
숭늉, 걷기, 호흡은 정체성을 찾아가는 순례자의 길이다.
이것이 인체에 생기(生氣)가 흐르게 하는 토대다.

현대의학은 급성질환에 탁월한 효과가 있다.
사고, 부상, 전염병 치료에 눈부신 활약을 하고 있다.
그런데 눈부신 활약은 딱 여기까지다.
산업발전은 사람들이 무엇을 하느냐보다 무엇을 얼마나 많이 사게 하느냐에 목표를 두었다.

많은 정보와 많은 물품을 사도록 하는 게 산업발전이었다.
의료 정보와 의료 물품도 무작정 많이 사는 쪽으로 발전했다.

수없이 많은 만성질환에는 딱 부러진 정답이 없다.
지구상의 80억 인구는 저마다 개성과 특성이 있다.
사람마다 다 다르다.
백인이나 흑인이나 애나 어른이나 남자나 여자나 다 다르다.
이런 사람들에게 일정한 약이나 특정한 정보로 치료하는 것
은 오류가 생길 여지가 많다.

장독대에 앉은 쥐에게 돌을 던져 장독을 깨지 않고 쥐만 잡
는 것보다 더 어렵다.
쥐는 못 잡고 장독만 깨는 수가 많다.
사람들은 질병에 걸리면 몸속에 있는 병원균을 잡으려고 몸
을 잡는 짓을 한다.
빈대 잡으려다 초가삼간 태우는 셈이다.

자연으로 돌아가자.
자연으로 가자는 것은 산속으로 들어가자는 게 아니다.
인간의 정체성을 찾자는 말이다.
정체성(正體性)의 정체(正體)는 무엇인가?
사람은 오랜 세월 동안 수많은 역경(逆境)을 헤쳐나가며 진화했

다.

이 억센 역경지수(逆境指數)가 지금의 우리를 만들었다.

만 번, 십만 번 쓰러져도 일어나는 정신력이 우리의 정체성이다.

내 인생의 선장은 나다.

선장이 현명해야 그 인생이 바른 항해를 한다.

내 몸속 60조 개의 세포들이 용감한 검투사가 되도록 똑똑한 선장이 되자.

우리 몸에는 어떤 질병도 이겨낼 힘이 있다.

터무니 없이 높은 역경지수가 있다.

숭늉, 걷기, 호흡은 이 힘을 찾아내는 열쇠다.

이 열쇠를 찾아 불행할 이유가 많은 세상을 건강하고 행복할 이유가 많은 세상으로 만들자.

병에 걸려도 잘 사는 사람들 ❶

초판 1쇄 인쇄 2024년 04월 23일
초판 1쇄 발행 2024년 04월 30일
지은이 김영길

펴낸이 김양수
그림 김송자

펴낸곳 도서출판 맑은샘
출판등록 제2012-000035
주소 경기도 고양시 일산서구 중앙로 1456 서현프라자 604호
전화 031) 906-5006
팩스 031) 906-5079
홈페이지 www.booksam.kr
블로그 http://blog.naver.com/okbook1234
이메일 okbook1234@naver.com

ISBN 979-11-5778-699-2 (04510)
SET 979-11-5778-698-5